实用外科常见病诊断与手术治疗

主编　张海波　马维昌　李北镇

　　　 赵　健　卜小琨　张保生

上海科学普及出版社

图书在版编目（CIP）数据

实用外科常见病诊断与手术治疗 / 张海波等主编. —上海：上海科学普及出版社，2022.12

ISBN 978-7-5427-8346-2

Ⅰ.①实… Ⅱ.①张… Ⅲ.①外科-常见病-诊疗②外科手术 Ⅳ.①R6

中国版本图书馆CIP数据核字（2022）第245304号

统　　筹　张善涛

责任编辑　陈星星

整体设计　宗　宁

实用外科常见病诊断与手术治疗

主编　张海波　马维昌　李北镇

赵　健　卜小琨　张保生

上海科学普及出版社出版发行

（上海中山北路832号　邮政编码200070）

http://www.pspsh.com

各地新华书店经销　　山东麦德森文化传媒有限公司印刷

开本 710×1000 1/16　印张 11.75　插页 2　字数 211 200

2022年12月第1版　　2022年12月第1次印刷

ISBN 978-7-5427-8346-2　定价：128.00元

本书如有缺页、错装或坏损等严重质量问题

请向工厂联系调换

联系电话：0531-82601513

编委会

F oreword 前言

　　21 世纪的今天，生命科学的发展日新月异，普通外科学在此基础上取得了令人瞩目的成就。我国现代普通外科与发达国家相比起步较晚，但经过广大普通外科医务人员的共同努力，以及大量高新技术、先进设备的引进，我国的普通外科疾病临床诊疗水平已迅速得到提高，在某些领域已达到国际水平。尽管如此，国际上普通外科疾病的研究高速发展，需要国内广大的普通外科工作者不断更新知识，提高专业水平，同时也需更多青年医务人员投入到普通外科学的发展行列之中。为此我们编写了《实用外科常见病诊断与手术治疗》一书。

　　本书由普通外科学专家集体编著，笔者以总结自己的临床经验为主，参考国内外最新文献，以临床疾病的常见性、重要性为原则，系统阐述了甲状腺疾病、乳腺疾病、腹部损伤、消化道出血等临床常见外科疾病的发生原因、临床表现、诊断检查、手术处理方法和预防措施等实用知识。全书内容丰富、新颖，紧密结合临床，对外科医师提高确诊率和手术成功率具有重要参考价值，亦可供基层外科医师和医学院校师生阅读参考。

　　由于编者水平和经验有限，难免有疏漏、错误之处，敬请谅解和指正。

《实用外科常见病诊断与手术治疗》编委会

2022 年 8 月

Contents 目录

第一章

甲状腺疾病

第一节　甲状腺腺瘤

甲状腺结节是临床常见征象,发生率在 4‰～7‰,中年妇女占 11.3‰,甲状腺腺瘤占其中 70％～80％。因此,甲状腺腺瘤是常见的临床疾病。

一、病因

甲状腺腺瘤是甲状腺组织的一种良性内分泌肿瘤,甲状腺局灶(小叶)区域增生,可以扩大并伴有进行性生长成为腺瘤。这种腺瘤,虽然开始依赖甲状腺刺激激素(TSH),但最终达到自主性生长。一个良性腺瘤伴有大小不同、组织学表现各异的滤泡细胞,分为滤泡状、乳头状囊性腺瘤及大滤泡状腺瘤。这些病变是腺瘤性甲状腺肿的多样性变化,而不是各自特殊的疾病。

二、诊断

甲状腺瘤诊断的重要性在于如何从甲状腺结节中将其鉴别出来并排除甲状腺癌。即使有经验的医师,采取常规检查、触诊、[131]I甲状腺扫描等,诊断不符合率可达 23.6％。单发、多发结节的判断,临床、手术、病理之间误差率也在 37.5％～50％。因此,提高甲状腺瘤诊断符合率,正确判断单发、多发、囊性、实性,对治疗有重要意义。近年来,随着诊断技术的发展,甲状腺瘤诊断,甲状腺瘤、甲状腺癌的鉴别诊断水平大有提高。B超检查诊断甲状腺肿块囊性、实性结节正确率达 100％,单发、多发结节达 99.4％。可显示 0.5 cm 以上病变,对鉴别甲状腺瘤、甲状腺癌有帮助,诊断甲状腺瘤符合率达 94.0％。甲状腺瘤瘤体形态规则、边界清楚、有完整包膜,内部为均质低回声。不完全囊性图像,图像囊、实相间提示甲状腺癌可能性 27.5％,完全囊性均为良性病变,部分囊性甲状腺瘤可能性为 82.35％，甲状腺癌可能性为 11.75％。B 超检查在定性诊断方面不及针吸活检，故不能作为最终诊断，可作为筛选性检查。针吸活检（FNA）未见有针道癌转移的报道，并发症也极少，临床应用日趋广泛。FNA 诊断甲状腺瘤、甲状腺癌准确率为 90％，冰冻切片为 95％，两者无显著差异。FNA 假阳性率为 0％～3.3％，假阴性率为 1％～10％。造成假阴性原因有针头未穿刺到癌灶部位，以及单从细胞学角度不易鉴别甲状腺瘤与甲状腺癌。若固定专人抽吸、专人看片，若见到异型细胞以及滤泡样瘤细胞要反复穿刺检查，可提高 FNA 的诊断符合率。FNA 作为一种补充诊断技术，还需结合临床与其他检查综合判断。冰冻切片与针吸活检鉴别甲状腺瘤、甲状腺癌的可信性均在 90％左右。FNA 有假阴性和假阳性结果，而术中冷冻（FS）无假阳性结果，假阴性率为 5％。FS 可作为 FNA 的一种补充。甲状腺扫描可了解甲状腺肿块的功能和形态，而不能定性诊断。甲状腺淋巴造影为侵入性检查，准确率为 70％，且有并发症，已很少应用。甲状腺癌的红外热象图表现为高温结节。流式细胞分析技术，分析 DNA 含量、倍体情况有助于鉴别，但技术要求太高，不易推广。总之，在众多的甲状腺瘤诊断技术中，FNA 为一种快速、安全、有效的诊断技术，优于其他检查技术。

三、治疗

甲状腺瘤治疗涉及诊断的可靠性和病因等问题。过去认为 TSH 的慢性刺激是导致甲状腺瘤增长的主要原因，甲状腺素可阻断其刺激，达到治疗目的。但治疗效果并非理想，因为并不能改变甲状腺瘤的自然病程，这表明 TSH 刺激并不是导致甲状腺瘤增长的主要原因。在激素治疗中甲状腺瘤增大要警惕甲状腺癌可能，甲状腺瘤与甲状腺炎性疾病难以鉴别时，可试用激素治疗 1～3 个月。甲状腺单纯性囊肿可应用囊肿针吸注射治疗，利用刺激性药物造成囊内无菌性炎症，破坏泌液细胞，达到闭塞、硬化囊肿目的。常用硬化药物有四环素、碘酊、链霉素加地塞米松等。由于非手术治疗效果不确切，部分甲状腺瘤可以恶变为甲状腺癌，而手术切除效果确切，并发症少，所以多数学者推荐手术切除。腺瘤摘除可避免做过多的甲状腺体切除，便于基层开展。但由于隐匿性甲状腺癌发生率日渐增多，可达 15.7％，加上诊断技术的误差，若仅行腺瘤摘除，手术后病检为甲状腺癌时则需再次手术，也要增加手术并发症。另外，腺瘤摘除手术后有一定复发率，尤其是多发腺瘤。因此，持腺瘤摘除观点者已逐渐减少。目前从基层医院转来需再次手术的患者看，在基层医院做腺瘤摘除的人不在少数。现在多数学者推荐做腺叶切除术，这样可避免因手术不彻底而行再次手术，腺瘤复发率极低。即使手术后发现为甲状腺癌,大多数情况下腺叶切除已充分包括了整个原发癌瘤,可视为根治性治疗。部分学者推荐同时切除甲状腺峡部腺体,如因多中心性癌灶对侧腺叶需要再次手术时,可不要解剖气管前区。折衷观点认为,甲状腺瘤伴囊性变或囊腺瘤,发生甲状腺癌的可能性低,浅表囊腺瘤可行腺瘤摘除,而对实性甲状腺瘤则行腺叶切除。有学者认为,不论怎样还是行保留后包膜的腺叶切除为宜。单侧多发甲状腺瘤行腺叶切除,双侧多发甲状腺瘤行甲状腺次全切除,多发甲状腺瘤也有漏诊甲状腺癌可能,应予注意。自主功能性甲状腺瘤宜行腺叶切除,因为有恶变成癌的可能。巨大甲状腺瘤并不多见。瘤体上达下颌角,下极可延伸至胸骨后,两侧叶超过胸锁乳突肌后缘。手术中出血多,操作困难,可能损伤周围重要结构。因此,手术中应注意采用气管内插管麻醉,切口要足够大,避免损伤颈部大血管;胸骨后甲状腺的切除可先将上部切除,再将手指向外侧伸入胸骨后将腺体托出,直视下处理下极血管,切除全部腺体,可不必切开胸骨;缝合腺体背面包膜时不宜过深,以避免损伤喉返神经;对已存在气管软化、狭窄者,应做预防性气管切开或悬吊。巨大腺瘤切除后常规行气管切开,对手术后呼吸道管理颇有好处。妊娠期甲状腺瘤少见,除非必要手术应推迟到分娩以后行手术切除。

第二节 甲状腺癌

甲状腺癌大多为原发性,根据起源于滤泡细胞或滤泡旁细胞,可将原发性甲状腺癌分为滤泡上皮癌和髓样癌两大类。而滤泡上皮癌又可分为乳头状癌、滤泡状癌及未分化癌。

一、原发性甲状腺癌分类

(一)乳头状癌

乳头状癌好发于 40 岁以下的年青女性及 15 岁以下的少年儿童。乳头状癌占甲状腺癌的60%～80%。癌肿多为单个结节,少数为多发或双侧结节,质地较硬,边界不规则,活动度差。肿块生长缓慢,多无明显的不适感,故就诊时,平均病程已达 5 年左右,甚至 10 年以上。癌肿的大小变异很大,小的癌肿直径可小于 1 cm,坚硬,有时不能触及,常因转移至颈淋巴结而就诊,甚至在尸检时病理切片才得以证实为甲状腺癌。

(二)滤泡状癌

滤泡状癌是指有滤泡分化而无乳头状结构特点的甲状腺癌,其恶性程度高于乳头状癌,约占甲状腺癌的20%,仅次于乳头状癌而居第2位。主要见于中老年人,特别是40岁以上的女性。一般病程长,生长缓慢,多为单发,少数也可为多发或双侧结节。质实而硬韧,边界不清,常缺乏明显局部恶性表现。

(三)未分化癌

未分化癌恶性程度高,常见于60~70岁的老年人,约占甲状腺癌的5%。发病前可有甲状腺肿或甲状腺结节,但短期内肿块迅速增大,并迅速发生广泛的局部浸润,形成双侧弥漫性甲状腺肿块,肿块局部皮肤温度增高,肿块大而硬,边界不清,并与周围组织粘连固定,伴有压痛,常转移至局部淋巴结而致淋巴结肿大。

(四)髓样癌

髓样癌起源于甲状腺滤泡旁细胞,不常见,约占甲状腺癌的5%,可见于各种年龄,但好发于中年患者,女性多于男性,属于中等恶性程度的肿瘤。甲状腺髓样癌一般可分为散发型和家族型两大类。散发型约占80%,家族型约占20%。癌肿易侵蚀甲状腺内淋巴管,经淋巴结转移,常转移的部位是颈部淋巴结、气管旁软组织、食管旁或纵隔淋巴结,可产生压迫症状及转移性肿块,也可经血行转移至肺、骨骼或肝脏。

二、临床表现

(一)症状

甲状腺肿块多数在无意中或普查时发现,增长速度较快,有的患者出现声音嘶哑或呼吸、吞咽困难,亦有甲状腺肿块不明显而首先发现颈淋巴结肿大者。

(二)体征

甲状腺癌多为单个结节,结节可为圆形或椭圆形,有些结节形态不规则,质硬而无明显压痛,常与周围组织粘连而致活动受限或固定。若发生淋巴结转移,常伴有颈中下部、胸锁乳突肌旁肿大的淋巴结。一般来说,甲状腺单个结节比多个结节、小的实质性结节比囊性结节、男性比女性发生甲状腺癌的可能性大,但多发性结节、囊性结节均不能排除甲状腺癌的可能。家族型甲状腺髓样癌常为双侧肿块,并可有压痛。

甲状腺癌较大时可压迫和侵袭周围组织与器官,常有呼吸困难、吞咽困难及声音嘶哑等症状。远处转移时,可出现相应的临床表现。甲状腺髓样癌可有肠鸣音亢进、气促、面颈部阵发性皮肤潮红、血压下降及心力衰竭等类癌综合征体征。

三、辅助检查

(一)实验室检查

1.甲状腺功能测定

一般应测定血清 TT_4、FT_4、TT_3、FT_4、sTSH(uTSH)。必要时还应检测抗甲状腺球蛋白抗体和 TPOAb 或 TSAb 等。如均正常,一般不考虑有甲状腺功能异常。如 sTSH<0.5 mU/L,FT_4(或 FT_3)正常或稍升高,即应考虑有亚临床型甲亢可能。甲状腺癌患者的甲状腺功能一般正常,少数可因肿瘤细胞能合成和分泌 T_3、T_4 而出现甲亢症状,较轻者可仅有 TSH 下降和 FT_3、FT_4 的升高。肿瘤出血、坏死时,有时也可出现一过性甲亢。

2.血清甲状腺球蛋白测定

血清 Tg 测定主要用于分化良好的甲状腺癌的复发判断。

当血 TSH 很低时,一般测不到 Tg,使用重组的人 TSH(rhTSH)后,Tg 分泌增多,血 Tg 一般升高10 倍以上;分化程度差的肿瘤患者升高不足 3 倍。但分化较好的甲状腺癌患者(约 20%)血清中存在 Tg 自身抗体,用免疫化学和 RIA 法测定 Tg 时可使 Tg 呈假性升高或降低。分析结果时必须引起注意。接受 $L-T_4$ 治疗的甲状腺癌患者,如血清 Tg 正常或测不出,提示复发的可能性小,5 年存活率高;如血清 Tg 高于正常,提示肿瘤已复发。

3.血清CT测定及五肽促胃液素兴奋试验

血清 CT 升高是甲状腺髓样癌的较特异性标志。髓样癌患者在滴注钙剂后,血 CT 进一步升高,而正常人无此反应。因此,血清 CT 测定及钙滴注兴奋试验可作为本病的诊断依据,同时可作为家族型甲状腺髓样癌患者家族成员的筛选与追踪方法之一。血清 CT 测定还可用于筛选非家族型甲状腺髓样癌和甲状腺 C 细胞增生症病例。

因此,在甲状腺肿瘤的术前诊断中,事实上血 CT 测定和五肽促胃液素兴奋试验已经成为继细针活检、B 超、放射核素扫描等方法之后的另一项诊断方法。

(二)影像学诊断

1.超声波检查

高分辨率 B 超检查在甲状腺疾病中主要有以下用途。

（1）了解甲状腺容量和血流情况。B超检查较单光子发射计算机断层扫描（SPECT）、CT、MRI等均有其独到的优越性，尤其是在了解血流情况方面其优点突出。

（2）了解甲状腺结节的大小、位置，可发现"意外结节"，明确甲状腺后部的结节位置及与附近组织的关系。

（3）作为结节穿刺、活检的引导，甲状腺B超检查已成为甲状腺肿瘤术前诊断和术后追踪的重要方法。在高分辨率B超系统中，加入立体定位系统（3D扫描B超），可进一步提高其敏感性和诊断效率。

2.甲状腺核素扫描

采用^{131}I或^{99m}Tc作为示踪剂对甲状腺进行扫描，可显示甲状腺肿块的大小、位置、形态、数目及功能状态，有助于甲状腺肿块的性质及异位甲状腺肿块的鉴别与定位。热结节和温结节多为良性甲状腺腺瘤（但也有例外），而凉结节和冷结节提示为无功能甲状腺腺癌、甲状腺囊肿伴有出血坏死或甲状腺癌肿。特别是男性患者，出现边界不清的单个冷结节时，应高度怀疑甲状腺癌的可能。

临床上应用核素扫描显像检查的另一目的是确定甲状腺结节（包括肿瘤）的功能性（摄取碘、合成和分泌 TH 等）。与^{131}I或^{123}I比较，^{99m}Tc或（^{99m}TcO$^-$）的特异性和敏感性更高，而且不会导致碘甲亢。甲状腺恶性病变行甲状腺全切后，可用诊断性^{131}I检查来判断是否有病灶复发。如血清 Tg 水平大于 10 ng/mL，可应用^{131}I（剂量为 3.7 GBq，即 100 mCi）行甲状腺扫描，以确定是否有复发或甲状腺外转移。

3.甲状腺 CT 和 MRI 检查

（1）甲状腺区 CT 扫描。可用于肿瘤的分级。注意在 CT 片上发现任何多发性淋巴结存在钙化、血供增多、增大、出血、形态不规则，或在 MRI 图像上发现结节呈低至中等 T_1 和 T_2 信号强度（提示含多量 Tg），不论甲状腺内有无病灶，都应考虑甲状腺癌转移灶的可能。

（2）甲状腺区 MRI 检查。当重点了解病变与毗邻组织的关系时，可首选 MRI 检查。MRI 能清楚地显示甲状腺位置、大小、肿块与腺体及周围组织的关系。甲状腺良性肿瘤常为边界清楚、局限性长 T_1 与长 T_2 信号肿块。甲状腺癌常表现长 T_1 及不均匀长 T_2 异常肿块。肿块可向上下蔓延，左右浸润，常伴有颈部淋巴结肿大。

(三)细胞学检查

临床上凡有甲状腺结节(尤其是迅速增大的单个的甲状腺结节)患者都应想到甲状腺癌可能。细针(或粗针)抽吸甲状腺组织,进行细胞学检查是鉴别甲状腺肿块病变性质的简单、易行而且较可靠的方法。

其具体方法为选用 22～27 号针头套在 10 mL 或 25 mL 针筒上,颈部常规消毒后,将针头刺入甲状腺肿块抽吸,也可将针头转换几个不同的角度进行抽吸,抽吸的标本涂片做细胞学检查。目前,认为该技术对区别甲状腺肿块性质的敏感性大于 80%,特异性大于 70%。但限于技术因素和组织细胞类型不同等问题,仍有 16%～20% 的病例难以做出诊断。如区别滤泡细胞癌的良、恶性可能需要血管、包膜浸润的证据,因此,没有病理组织学的发现是难以诊断的,同时也可出现假阳性或假阴性结果。但细针穿刺仍然是大多数病例首选的诊断方法。如果细针穿刺失败,或所得结果不能确诊,换用粗针抽吸活检可提高诊断率,筛选手术病例。穿刺获得的细胞也可作细胞遗传学和分子生物学(如癌基因与抑癌基因突变等)分析协助诊断。

四、诊断

甲状腺癌的诊断应综合病史、临床表现和必要的辅助检查结果。

(1)甲状腺癌患者的主诉常常为"颈部肿块"或"颈部结节"。在病史询问中,要特别注意肿块或结节发生的部位、时间、生长速度,是否短期内迅速增大;是否伴有吞咽困难、声音嘶哑或呼吸困难;是否伴有面容潮红、心动过速及顽固性腹泻等表现;是否因患其他疾病进行过头颈部、上纵隔放射治疗及有无放射性碘(RAI)治疗史等;是否暴露于核辐射污染的环境史;从事的职业是否有重要放射源以及个人的防护情况等。髓样癌有家族遗传倾向性,家族中有类似患者,可提供诊断线索。

(2)检查时肿块边界欠清,表面高低不平,质硬,活动度小或完全固定,颈部常可扪及肿大淋巴结。髓样癌约有 15% 病例呈家族性倾向,可伴发肾上腺嗜铬细胞瘤和甲状旁腺瘤等内分泌系统新生物。

(3)既往有头颈部的 X 线照射史。现已确诊 85% 的儿童甲状腺癌的患者都有头颈部放射史。

(4)B 超检查有助于诊断。放射性核素扫描,大多数甲状腺癌表现为冷结节。

(5)血清降钙素测定对早期诊断甲状腺髓样癌有十分重要的价值,用放射免疫法测定。

(6)有多发性内分泌腺瘤病的家族史者,常提示甲状腺髓样癌。

(7)孤立性甲状腺结节质硬、固定,或合并压迫症状。

(8)存在多年的甲状腺结节,突然生长迅速。

(9)有侵犯、浸润邻近组织的证据,或扪到分散的肿大而坚实的淋巴结。

(10)借助^{131}I甲状腺扫描、细胞学检查、颈部 X 线平片、间接喉镜等检查,可明确诊断。

(11)确诊应依靠冰冻切片或石蜡切片检查。

五、鉴别诊断

甲状腺癌应与甲状腺瘤或囊肿、慢性甲状腺炎等相鉴别。

(一)甲状腺瘤或囊肿

甲状腺瘤或囊肿为甲状腺一侧或双侧单发性或多发性结节,表面平滑,质地较软,无压痛,吞咽时移动度大。囊肿张力大,也可表现质硬。甲状腺放射性核素扫描,B 型超声波检查等可帮助诊断。鉴别困难时,可穿刺行细胞学检查。

(二)慢性甲状腺炎

慢性甲状腺炎以慢性淋巴性甲状腺炎和慢性纤维性甲状腺炎为主。慢性淋巴性甲状腺炎,起病缓慢,甲状腺弥漫性肿大,质地坚韧有弹性,如象皮样,表面光滑,与周围正常组织无粘连,可随吞咽运动活动,局部不红不痛无发热,可并发轻度甲状腺功能减退,晚期压迫症状明显。实验室检查可示血沉加快,肝功能絮状反应阳性,血清蛋白电泳分析示 γ 球蛋白增高,甲状腺扫描常示摄^{131}I率低且分布不匀。慢性侵袭性纤维性甲状腺炎,甲状腺逐渐肿大,质地异常坚硬,如岩石样。其特点为侵袭甲状腺周围组织,甲状腺被固定,不能随吞咽活动,其也可压迫气管、食管,引起轻度呼吸困难或吞咽困难,但一般不压迫喉返神经或颈交感神经节。晚期多合并有甲状腺功能减退。鉴别困难时,可行穿刺细胞学检查。

六、治疗

(一)手术治疗

甲状腺癌一经诊断或高度怀疑甲状腺癌患者,一般均需尽早手术治疗。

1.术前准备

手术前(特别是手术因故推迟时)服用 L-T$_4$ 进行抑制性治疗,可使手术操作更容易,同时也可抑制癌细胞的扩散。手术时应常规行病理检查,以进一步明确病变性质及决定手术方式。

2.甲状腺癌的手术方式和范围

根据布达佩斯国家肿瘤研究所和医学院的建议以及美欧的普遍意见和经验,一般标准术式是甲状腺近全切,仅遗留 2~4 g 上叶组织,并清扫全部可疑淋巴结。术中应仔细探查颈部淋巴结,如颈部淋巴结受累,应行颈部淋巴结清除术。术后 4 周可根据甲状腺癌的组织类型、是否转移与浸润来进行术后的残留或复发组织的放射碘扫描及放射碘治疗。放射碘全身扫描可确定颈部残留的甲状腺组织及癌组织,同时也可确定远处的转移灶。

(二)术后治疗

1.术后放化疗的原则

对肿瘤直径小于 1 cm 的低危复发患者,术后不必行局部放疗,但对肿瘤直径大于 1 cm 的低危复发患者和所有高危复发患者,在术后必须进行放疗,或给予治疗量的放射性碘。如肿瘤的摄碘能力很差,应行外放射治疗。

甲状腺癌术后应常规用 L-T$_4$ 替代治疗,以维持甲状腺功能,如肿瘤摘除后仍保留有足够的甲状腺组织,一般亦主张加用 L-T$_4$(或干甲状腺片),其目的是抑制 TSH 分泌,防止肿瘤复发。不论是何种甲状腺癌,均应在术后(至少 5 年内)应用 L-T$_4$,抑制血 TSH 水平在 0.1 mU/L 以下(sTSH 或 uTSH 法),5 年后可用 L-T$_4$ 维持在 0.1~0.3 mU/L 范围内。

2.术后患者的病情变化

可能有 3 种主要类型。

(1)局部复发或远处转移。

(2)临床上有或无症状体征;用 T$_4$ 治疗时,血 Tg 正常或稍高,停用 T$_4$ 后Tg 升高。

(3)无复发的临床表现和影像学依据,用 T$_4$ 治疗时或停用 T$_4$ 后 Tg 均正常,后两类患者均应积极使用 T$_4$ 抑制 TSH 分泌,一旦确诊为复发,应再次手术或采取放射性碘治疗。

3.术后追踪的主要生化指标

主要是血清 TSH 和 Tg,一般每 3~6 个月复查 1 次。必要时可定期行 B 超或 CT(MRI)检查,亦可考虑作全身放射碘扫描追踪(至少相隔 2 年)。如临床上高度怀疑有复发,而上述影像检查阴性,可考虑做^{201}Tl,或^{99m}Tc(^{99m}Tc-sesta-M1B1)扫描,或 18 氟-脱氧葡萄糖-PET,或^{11}C-蛋氨酸-PET 扫描,以确定复发病灶的部位和程度。

4.放射性碘治疗

^{131}I扫描能显示手术后的残余癌组织或远处转移灶。如果患者首先使用 L-T_4(50～70 μg)进行替代治疗,当停用 3 周后,患者 TSH 水平升高。再经 2～3 周,当血清 TSH 上升到 50 mU/L 时,可服用^{131}I 5～10 mCi,72 小时后行全身扫描。近年来,人们已改用重组的人 TSH(rhTSH)先刺激甲状腺(包括含 TSH 受体的癌细胞)及正电子发射体层摄影(PET)扫描来对转移灶进行定位与追踪,方法可靠,灵敏度高。如果发现残留的甲状腺癌组织或转移灶,通常可施以 ^{131}I 50～60 mCi,如果是有功能的转移癌则剂量加倍。一般^{131}I 总量为 100～150 mCi。1～2 天后可继以 TH 抑制治疗,将血清 TSH 抑制到小于 0.1 mU/L 或对 TRH 全无反应为止。一般 T_4 的用量为 300 μg。定期的^{131}I扫描要根据患者的情况而定,以每 6 个月 1 次为宜。如果前次扫描已发现有转移病灶,则需要再次行^{131}I全身扫描。而对甲状腺球蛋白不高,前次^{131}I扫描证明无转移的患者,则不需再次扫描,但可在手术 1 年后重复扫描。扫描显示复发,则再次使用 ^{131}I 治疗,并且剂量较前次要大,但^{131}I的总治疗量不超过 500 mCi。扫描显示无复发,则继续使用 T_4 治疗。TH 治疗的目的一方面是替代,维持甲状腺的正常功能,另一方面是反馈抑制 TSH 分泌。

(三)放射治疗

未分化癌具有一定的放射敏感性,可采用放射线治疗。乳头状、滤泡状及髓样癌一般不采用放疗治疗。但当乳头状、滤泡状癌组织无摄碘功能或髓样癌术后有高 CT 状态及难以切除的复发癌、残余癌和骨转移癌,亦可用外放射治疗。

(四)化疗

甲状腺癌对化疗不敏感,化疗可用于甲状腺癌综合性姑息治疗。对晚期甲状腺癌或未分化癌可试用环磷酰胺、多柔比星(阿霉素)等治疗。

手霉素为法尼基-蛋白转移酶抑制剂,常单独或与其他药物联合用于治疗未分化性甲状腺癌。

近年来开始试用的单克隆抗体靶向治疗可能是治疗甲状腺癌(主要是髓样

癌)的一种新途径(如抗 CEA 放射标记的抗体)。近年来试用生长抑素类似物和干扰素治疗甲状腺髓样癌,有一定疗效,化疗药物与免疫调节剂合用,可提高机体免疫力,加强抗癌效果。

(五)经皮酒精注射治疗

经皮酒精注射治疗主要用于实性小至中等结节的治疗。对拒绝行 ^{131}I 治疗或手术治疗的良性结节亦可考虑用此法治疗。注射酒精最好在 B 超引导下进行,在结节内找到血管最丰富的区域后,用 21～22 号针头注入酒精。治疗前和治疗后应追踪 TSH、FT_4、FT_3 和 Tg。此法可有 60% 左右的治愈率。

酒精注射主要用于治疗无功能性甲状腺结节、高功能结节和甲状腺腺瘤。对甲状腺癌患者,尤其是有转移和局部压迫症状者,不能首选酒精注射治疗。

(六)对症治疗

甲状腺癌术后出现甲状旁腺功能减退时,可补充钙剂和维生素 D。甲状腺髓样癌伴类癌综合征时,可服用赛庚啶缓解症状。

七、预后

(一)甲状腺癌的预后依肿瘤性质和治疗方法而异

一般可用梅奥医院的 MACIS 计分系统进行评判。在这一评判体系中,用 Cox 模型分析和逐步回归分析($n = 1\ 779$)得到 5 个影响预后的独立变量 MACIS:转移(M)、年龄(A)、完全切除程度(C)、侵犯情况(I)和肿瘤大小(S)。即:MACIS=3.1[(年龄不超过 39 岁)或(年龄大于或等于 40 岁)]+0.3[肿瘤大小,单位(cm)]+1(完全切除时)+1(不完全切除时)+1(有局部侵犯)+3(有远处转移)。用这一公式得到的 20 年存活率与相应 MACIS 计分值分别为:MACIS<6 者,20 年存活率为 99%;MACIS 为 6～6.99 者,20 年存活率为 89%;MACIS 为 7～7.99 者,20 年存活率为 56%;MACIS≥8 者,20 年存活率为 24%。经多年验证,MACIS 预后评判已被绝大多数人所接受和应用。

(二)甲状腺癌的预后与肿瘤的组织类型有关

未分化癌恶性程度高,其治疗往往是姑息性的。乳头状癌预后好,常通过近全部甲状腺切除、长期的 TH 的抑制治疗及 ^{131}I 治疗具有摄碘功能的转移灶,可降低甲状腺癌的复发率,延长生存时间,其术后生存期常在 10～20 年。滤泡状癌常因转移至肺和骨,较乳头状癌恶性程度高、侵袭力大,预后较差。因此,对其治疗措施应比乳头状癌更有力。除监测血清甲状腺球蛋白外,定期的 X 线追踪检查也是必要的。甲状腺髓样癌的恶性程度仅次于未分化癌,2/3 患者的生存期为 10 年左右,得到早期诊断、早期治疗的患者有望获得痊愈。

第三节　甲状腺功能亢进症

甲状腺功能亢进症(简称甲亢)治疗方法有内科治疗与外科治疗及同位素碘治疗。每个患者都需要选择恰当的治疗方法。每种治疗方法各有其优缺点。若能获得良好的治疗效果,内科治疗最好。当今,欧美、日本及我国治疗甲亢都施行甲状腺次全切除术,其最大理由系内科治疗难以获得永久缓解。甲状腺肿给患者带来诸多不便,此类甲亢病例最适合手术。美国几乎都采用同位素碘治疗甲亢,这是因为同位素碘治疗甲亢价廉易行,而选择外科治疗需高额费用,对手术并发症持严厉批判态度。实际上注意手术操作完全可以预防手术并发症。对于内科治疗需要时间长而无法缓解的病例,选择外科治疗可获得确实效果,提高患者生存质量。

一、甲亢手术适应证

(1)年轻者;结婚希望妊娠者;对于中年或高龄者用侵袭不大的同位素碘治疗为好,本人希望手术的病例也适合手术。某些眼球突出非常严重病例适合手术。

(2)用抗甲状腺药物治疗不能获取永久缓解的病例;用抗甲状腺药物几年也无法定期到医院检查治疗者。控制甲亢需要大剂量的抗甲状腺药物的病例不如做手术为好。每天服用他巴唑 90 mg 以上,甲状腺功能难以达到正常化的病例需同时服用碘剂地塞米松,暂时使甲状腺功能达到正常就施行手术。

(3)因抗甲状腺药物不良反应无法继续服用抗甲状腺药物的病例。服用抗甲状腺药物最严重的并发症是颗粒细胞减少症,大约 500 例中可有 1 例发生此症。对于年轻患者发生颗粒细胞减少症时即使甲状腺肿小也需要劝其手术治疗。发生其他不良反应如皮疹、关节痛、肝功能障碍,无法使用抗甲状腺药物的病例需要考虑手术治疗。

(4)甲状腺肿大超过 40 g 以上,或 TRAb(促甲状腺激素受体抗体)呈高值为

60％以上者。因甲状腺肿比较大,应用抗甲状腺药物多数难以缓解,或多次复发。甲状腺肿大即使应用同位素碘治疗也不容易缓解。

(5)只有手术才能治疗的病例,如甲亢合并甲状腺恶性肿瘤。甲亢合并有潜在性分化癌的频率高。为手术适应证的恶性肿瘤均为显性癌。合并甲状腺良性肿瘤体积比较大者也是手术对象。

(6)希望早期缓解拒绝同位素碘治疗的病例,如到医疗机构不发达的国家或地区工作,或无法定期到医院复查,也是手术对象。患者自身熟知甲亢病态,也多数希望手术治疗。

二、甲状腺次全切除术

(一)手术目的

甲状腺大部分切除,使甲状腺刺激发生反应的甲状腺滤泡细胞数目减少,使分泌甲状腺激素保持正常状态。

(二)术前准备

如前所述甲亢手术主要使甲状腺功能恢复正常。如果甲状腺功能正常的话,那么完全不用担心术后发生甲状腺危象。通常使用抗甲状腺药物可使甲状腺功能正常化。当其药物疗效差,不良反应强,无法继续服药时可用如下方法使甲状腺功能正常化,即:只用抗甲状腺药物,抗甲状腺药物＋碘剂;抗甲状腺药物＋碘剂＋肾上腺皮质激素;抗甲状腺药物＋碘剂＋肾上腺皮质激素＋普萘洛尔(心得安);只用碘剂;碘剂＋肾上腺皮质激素;碘剂＋肾上腺皮质激素＋普萘洛尔;只用普萘洛尔。

大剂量碘剂有抑制甲状腺激素分泌与合成的作用。一般轻度或中度甲亢者待甲状腺功能恢复正常时需要服用复方碘溶液,每次 10 滴,每天 3 次,连服 7～14 天手术,服用碘剂 3 周以上出现逃逸现象失去作用。

即使应用碘剂甲状腺功能仍呈高功能状态可并用肾上腺皮质激素。肾上腺皮质激素促进 T_4 向反 T_3 转换以减少血中 T_4,使代谢正常化。应用地塞米松、倍他米松 6～8 mg,4～6 天口服。如脉搏频数时可并用普萘洛尔。也有单用普萘洛尔作术前准备的方法。因术前术后普萘洛尔的剂量不好掌握,术后 1 周继续口服普萘洛尔。有少数患者术后发生甲状腺危象。

(三)甲状腺次全切除手术操作要点

为了获得确实的治疗效果,应该施行并发症少的手术方式。现在一般广泛施行甲状腺次全切除术。为了保护喉返神经及甲状旁腺,手术开始时不要触及甲状腺背侧。尽可能保留甲状腺后方被膜。也有时应确认喉返神经后再施行甲状腺次全切除。甲状腺肿比较大或甲状腺与周围组织粘连密切的病例,确认喉返神经很困难。一般甲状腺残留量两侧为 4～6 g。弗利西亚诺(Feliciano)认为甲亢手术的新进展,即①保留甲状腺下动脉可确保上甲状旁腺的血液循环;②保留喉上神经外支;③完整切除锥体叶;④甲状旁腺自体移植;⑤置放持续吸引的引流管。

(四)手术步骤

(1)切口与颈前肌群显露。切开皮肤及颈阔肌,显露胸锁乳突肌,胸骨甲状肌的前面。

(2)手术入路。一般常用正中与侧方手术入路,可用正中颈白线纵行切开,直达甲状腺峡部,用于甲状腺瘤非常小,可以很好地观察甲状腺左右叶的情况。如图 1-1 所示的侧方手术入路充分显露甲状腺上、下动静脉,喉返神经与甲状旁腺。当锥体叶大时难以处理。于胸锁乳突肌前缘切开筋膜,剥离胸骨舌骨肌与胸骨甲状肌间隙,直达甲状腺表面。

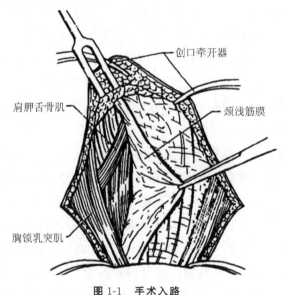

图 1-1　手术入路

(3)显露甲状腺上动静脉。以甲状腺钳子挟持甲状腺上极附近,将甲状腺向前下方牵引,仔细剥离显露甲状腺上动静脉分支,通过止血钳子。

(4)结扎切断甲状腺上动静脉。于甲状腺上动静脉分支的头侧通过结扎线行双重结扎。紧贴甲状腺上极结扎甲状腺上动静脉的前支、外侧支,保留背支。

(5)结扎切断甲状腺中静脉,向正中方向夹持甲状腺,显露甲状腺侧方的甲状腺中静脉,双重结扎。

(6)显露甲状腺下动脉,喉返神经。靠近颈总动脉,牵引甲状腺侧方,使甲状腺下动脉紧张,剥离其周围组织,确认喉返神经,此图中系喉返神经位于甲状腺下动脉主干之下处。

(7)确认喉返神经与甲状旁腺。如图 1-2 所示喉返神经位于甲状腺下动脉分支间或外侧,各占 20%,余下 10% 系甲状腺下动脉,不发达,难以确认。

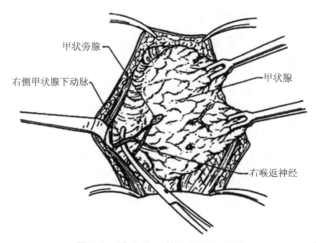

图 1-2 确认喉返神经与甲状旁腺

(8)结扎切断甲状腺下动脉。结扎甲状腺下动脉,术后甲状旁腺功能减退症发生率不增高。注意不要将甲状腺下动脉与喉返神经一起结扎。数针缝合甲状腺峡部的实质遮断对侧叶的血流。为了保护后方甲状腺与甲状旁腺,按甲状腺后方缝合结扎一周。

(9)切除甲状腺侧叶。首先切断峡部锐性剥离气管与甲状腺之间隙,应用手术刀切除甲状腺,其断端缝合止血。一般先切除右叶,同样操作切除左叶,两叶残留量合计 6~8 g。距离创口数厘米处插入硅胶引流管,24~48 小时拔引流管。

三、甲状腺超次全切除术(栗原手术)

(一)甲状腺次全切除术后有 10%~20% 患者甲亢复发

甲状腺超次全切除术指甲状腺组织残留量为 2 g 的甲状腺切除手术。施行此手术可使原发性甲状腺功能亢进症百分之百缓解而治愈。患者认为手术是唯

一、最好的治疗措施,术后不应复发;当甲状腺组织残留量 2 g 以下术后无复发病例;术后发生甲状腺功能减退可应用甲状腺激素补充疗法调整治疗;甲状腺组织残留量 1.5～2.0 g 时患者没有正确服用甲状腺激素,呈潜在性甲状腺功能减退症,但不会呈现严重甲状腺功能减退状态。

(二)手术要点

1.需特殊准备的器械

为了确认游离甲状旁腺与喉返神经,准备一个手术用放大镜与几把小蚊式钳子,甲状腺钳子或二齿式宫颈钳子;甲状腺组织残留量模型用黄铜制造,由 6 g 至 1 g,共 6 个模型。

2.为了完成此术式需要研习

(1)甲状旁腺及甲状腺游离手术技术。

(2)确认喉返神经方法。

(3)关于 Berry 韧带周围的局部解剖等。

3.游离甲状旁腺的方法

将覆盖甲状腺表面的外科被膜剥离开,去显露甲状旁腺,将支配甲状旁腺的血管分支与甲状腺交通支一支一支地仔细处理,将其向外侧游离。发现甲状旁腺有血液循环障碍时,应将其细切后移植于胸锁乳突肌内。

4.确认喉返神经的方法

一般从外侧游离甲状腺在第 1 第 2 气管软骨高度的所谓 Zuckerkandl 结节背部,Berry 韧带外侧可见喉返神经。本法优点在于此部位肯定有喉返神经,因为喉返神经不贯穿甲状腺与 Berry 韧带,故在甲状腺表面仔细地游离不会损伤喉返神经。如果错误地将一侧喉返神经切断时,应对端缝合神经,对于正常生活没什么妨碍。

5.甲状腺残留量问题

游离甲状旁腺,确认喉返神经,在左右 Berry 韧带周围只留下 1 g 甲状腺组织,甲状腺残留组织位于喉返神经前内侧。手术中于甲状腺背面游离甲状旁腺非常困难时,可使附有甲状旁腺的甲状腺组织残留量大小为 1 g 至 2 g 而对侧叶全切除。也可将甲状旁腺向背外侧游离确认喉返神经,使左右 Berry 韧带周围各留下 1 g 甲状腺组织。

(三)手术步骤

1.切口与显露甲状腺

皮肤切口位置在胸骨上缘 1～1.5 横指处,沿着皮肤皱纹作 Kocher 切口。

如需延长皮肤切口尽量延向侧方,避免沿颈部纵向切开。(图 1-3)与皮肤切开的同一线上切开游离颈阔肌。用组织钳子将皮下组织与颈阔肌一同夹持上提,在颈阔肌下面向上方游离到可触及甲状腺上极,向下方游离到可触及锁骨上缘为止。将皮瓣在上方固定二处,下方在中央与皮肤缝合固定,显露出覆盖有颈浅筋膜的胸骨舌骨肌。显露甲状腺有三种方法(图 1-4、图 1-5、图 1-6)。当甲状腺肿小时可行正中切开,一般行颈前肌群于两方外侧切开加横行切断颈前肌群;甲状腺肿大时再加肩胛舌骨肌横行切断,能触及左右甲状腺上极为止。颈前肌群横行切断时,先将胸骨舌骨肌的上、下两侧的肌肉全层缝合结扎切断,即在胸骨舌骨肌背面插入两把 Kocher,钳子在两钳子之间以电刀切断。再将胸骨甲状肌也双重结扎,其间切断。因为胸锁乳突肌,胸骨舌骨肌与胸骨甲状肌以各自筋膜覆盖,且三者之间血管穿通支很少,均为疏松地结合。将颈前肌横行切开时,很容易用手指剥离开颈前肌的间隙。

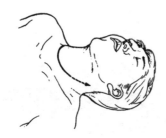

图 1-3　皮肤切口

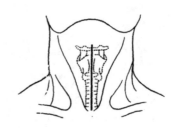

图 1-4　正中切开

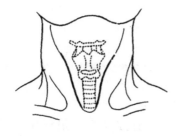

图 1-5　双外侧切开

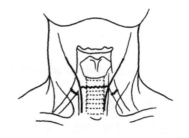

图 1-6　颈前肌群横行切断

2.游离甲状腺

(1)因甲状腺与胸骨甲状肌之间有小血管穿通支,应当一支一支地仔细钳夹止血进行剥离。甲状腺肿比较大时,游离胸骨甲状肌的外侧,尤其是上方充分剥离后处理甲状腺上极就容易多了。游离外侧时因血管多必须慎重剥离。这样制止出血可顺利地将甲状腺暴露出来。

（2）从峡部上方游离甲状腺及锥体叶需紧贴甲状腺，结扎切断甲状腺上动脉前支外侧支如图1-7，为了保留甲状旁腺血液循环，不能切断甲状腺上动脉的背支，甲状腺上极背侧不要剥离很深、避免损伤甲状旁腺。从外侧向背部平行剥离不会损伤喉上神经外支。

（3）在游离甲状腺外侧与下极时，应用甲状腺钳子或组织钳子将甲状腺向内侧牵引，切断结扎甲状腺中静脉，继续游离一直到甲状腺后被膜处，此时应将覆盖于甲状腺表面的薄薄的纤维性被膜（外科被膜）用蚊式钳子剥离。将与甲状腺之间疏松结缔组织用剪刀锐性剥离，将甲状腺向前方游离起来。当处理甲状腺动静脉时尽可能靠近甲状腺被膜处结扎切断，并不损伤甲状旁腺血液循环。当甲状腺残留量小时，甚至气管、食管以至甲状腺上动脉向甲状旁腺的侧支循环也减少，故不结扎甲状腺下动脉主干可保留甲状旁腺的血液循环。

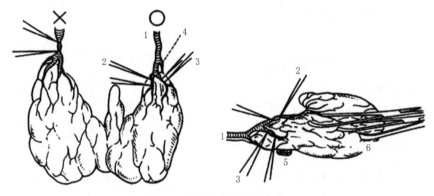

图 1-7　游离甲状腺的术式

游离上极时，保留甲状腺上动脉背支，保留上甲状旁腺血循，左图不要
像 X 那样集束结扎。只结扎甲状腺上动脉的前支与外侧支。1.甲状腺
上动脉主干；2.前支；3.外侧支；4.背支；5.甲状旁腺；6.甲状腺右侧叶。

3.游离甲状旁腺

一般行甲状腺次全切除时，即使甲状旁腺位于前方也不会损伤甲状旁腺。当甲状腺切除很多时，两叶总残留量为 2 g 以下，为了保留甲状旁腺血液循环必须将甲状旁腺从甲状腺上游离下来移向背外侧，将黄色物体全部留下。

如图 1-8 所示按点线作切断面不会损伤甲状旁腺。

施行甲状腺超次全切除时，残留甲状腺组织非常小，多数情况下必须将甲状旁腺游离移动到后被膜处。在游离甲状旁腺时，为了保留其血液循环尽可能远离甲状旁腺而靠近甲状腺处结扎切断血管，如图 1-9 中的点线为甲状腺切断面，位于 Berry 韧带处的残留甲状腺组织重量约 1 g。

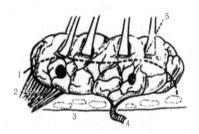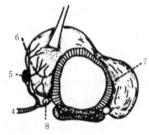

图 1-8 游离甲状旁腺的术式

1.切断线；2.喉头；3.食管；4.甲状腺下动脉；5.甲状旁腺；6.切断面；7.气管；8.喉返神经

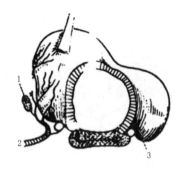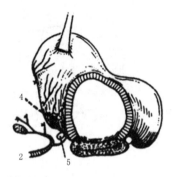

图 1-9 甲状腺超次全切除术

1.甲状旁腺；2.甲状腺下动脉；3.Berry'韧带；4.切断面；5.喉返神经

游离移动甲状旁腺处理血管时，尽可能距甲状腺近，离甲状旁腺远些。点线为切断面，甲状腺残留量为 1 g。

如图 1-10 所示，将甲状腺向前内方向边牵引，边将甲状腺由外侧向背部纵深进行剥离。在第 1～2 气管软骨高度可见甲状腺呈半球状隆起，该部分称为 Zuckerkandl 结节。

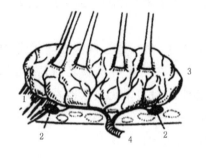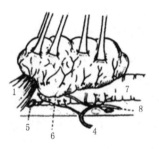

图 1-10 第 1～2 气管软骨高度有个半球状隆起称为 Zuckerkandl 结节

1.喉头；2.甲状旁腺；3.甲状腺右侧叶；4.甲状腺下动脉；

5.甲状旁腺；6.Zuckerkandl 结节；7.气管；8.喉返神经

当游离甲状旁腺之际,应用蚊式钳子或小镊子将覆盖甲状腺表面的外科被膜钝性分离,以显露甲状旁腺。为了保留甲状旁腺血液循环,尽可能于接近甲状腺处结扎切断血管,反复多次进行这个操作来游离甲状旁腺。当确认甲状旁腺有血液循环障碍时,应将其细切成 1 mm³ 大小移植于胸锁乳突肌内。

4. 显露喉返神经

进一步将 Zuckerkandl 结节剥离到背侧可显露出喉返神经,如图 1-11 所示,其内侧可见 Berry 韧带。此 Berry 韧带系将甲状腺固定于喉头与气管的结缔组织。Berry 韧带周围残留甲状腺组织重量约有 1 g。图中的点线表示甲状腺切断线。

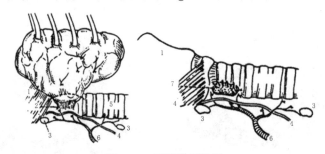

图 1-11　显露喉返神经

喉返神经内侧可见 Berry 韧带,韧带周围可残留 1 g 甲状腺组织,图中点线为切断线

1.喉头;2.Berry 韧带;3.甲状旁腺;4.喉返神经;5.气管;6.甲状腺下动脉;7.残留甲状腺组织

在 Berry 韧带的外侧肯定有喉返神经走行。如果需要游离喉返神经则必须沿着神经走行插入蚊式钳子,边作隧道式分离组织,边显露喉返神经,可追溯到喉返神经入喉之处。

5.切除甲状腺方法

游离甲状腺上极背侧到 Berry 韧带附近,游离甲状腺下极到气管前外侧的Berry 韧带附近,将韧带周围的甲状腺组织保留下来,左右叶各 1 g。也可行一侧叶切除对侧叶保留 2 g。

切除甲状腺之前,将峡部由气管前游离下来,然后通过两根粗丝线分别结扎峡部,结扎线之间横断峡部,向左右侧叶分离。在切除甲状腺之前,在切断线以下细丝线缝合结扎一周后,这样切除甲状腺组织时可呈无血状态。

如图 1-12A、B 于左右 Berry 韧带附近各叶残留 1 g 组织。

如图 1-12C、D 一侧叶切除对侧叶残留 2 g 组织。

6.测量甲状腺残留量

经常应用佐佐木纯教授研制发明的甲状腺残留量模型,在手术中加以比较,判定甲状腺组织残留多少。

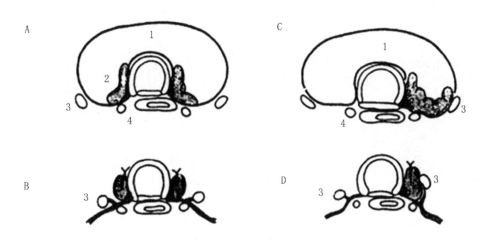

图 1-12 切除方法

1.切除甲状腺组织;2.甲状腺残留部;3.甲状旁腺;4.喉返神经

7.切口缝合

需要冲洗创腔确认无出血,胸骨柄下 3 cm 皮肤戳孔,置剪有侧孔的胶管持续负压引流创腔。缝合颈前肌群,再仔细缝合切断的颈阔肌与皮肤。

8.确认声带功能

手术结束时,患者麻醉清醒拔除气管内插管之际用喉镜检查确认声带功能。

(四)术后处置

术后第 2 天早晨开始离床洗漱饮食活动。饮食从喝茶水、喝粥开始。最初不要饮用果汁那样有刺激性的饮料。如果没有误咽、恶心、呕吐,可适应患者情况逐渐改成普食。甲状腺超次全切除术可导致甲状腺功能减退症或潜在性甲状腺功能减退症。故术后继续进行甲状腺功能检查,适当补充甲状腺激素。

年轻人(20 岁左右年龄段)、甲状腺很大(40 g 以上)、甲状腺刺激抗体 TRAb 呈高值者单纯行甲状腺次全切除术后易复发,认为均是甲状腺超次全切除术适应证。因本手术的术后患者均无甲亢复发,且术中边确认喉返神经及甲状旁腺边进行手术,故并发症极少。术中仔细手术操作处理血管,出血量极少经常不输血也不必备血。

因术后一过性甲状腺功能减退,故术后所有病例均需服用左旋甲状腺素钠(商品名优甲乐)。术后3 个月甲状腺功能降低到最低值。1 年后恢复正常。一部分患者一年后 TSH 还很高,可能是潜在性功能减退症。如果医师正确地指导患者坚持服用甲状腺激素可达到预期治疗效果。

第二章

乳腺疾病

第一节　急性乳腺炎

急性乳腺炎多是由金黄色葡萄球菌感染所引起的乳腺急性化脓性感染,几乎所有患者均是产后哺乳的妇女,初产妇尤为多见,发病多在产后3~4周。

其发病原因除产后全身免疫功能下降外,乳汁淤积和细菌入侵是两个重要因素。乳汁淤积有利于入侵细菌的生长繁殖。导致乳汁淤积的原因如下。

(1)乳头发育不良(过小或内陷),妨碍哺乳。

(2)乳汁过多或婴儿吸乳少,以致乳汁排空不畅。

(3)乳管阻塞,影响排乳。

乳头破损,致使细菌沿淋巴管入侵是感染的主要途径。婴儿口含乳头而睡或婴儿患有口腔炎而吸乳,也有利于细菌直接侵入乳管。

一、临床表现

初期患者主要感觉乳房肿胀疼痛;患处出现有压痛的硬块,表面皮肤红热;同时可伴有全身性症状,如畏寒、发热、乏力等。病变如果继续发展,则上述症状加重,疼痛可呈搏动性,并出现寒战,高热,脉搏加快等症状。患侧腋窝淋巴结常肿大,并有压痛。白细胞计数明显增高。

乳腺急性炎症肿块常在数天内局限软化而形成脓肿。脓肿可位于浅表,容易发现,也可位于深部,需穿刺明确诊断。脓肿可为单房或多房;同一乳腺也可以同时有几个炎症病灶而先后形成几个脓肿。脓肿进一步发展,可向外溃破,或穿破乳管而自乳头流出脓液。向深部侵犯者则可穿至乳房与胸肌间的疏松组织中,形成乳房后脓肿。感染如不及时处理,严重时可并发败血症。

二、诊断要点

(1)哺乳期产妇(尤其是初产妇),出现乳房发胀,并有红、肿、热、痛感染征象。

(2)患乳检查有红肿、压痛、肿块,边界不清,如脓肿形成可有波动感,穿刺可抽出脓液。

(3)患者畏寒,有发热、乏力等全身症状。白细胞计数升高,中性粒细胞增加。

三、治疗

(一)脓肿形成前的治疗

1.停止哺乳

用吸乳器吸出乳汁,保证乳汁通畅排出。

2.局部理疗

局部热敷,每次 30 分钟,每天 3 次。亦可用红外线、超短波等治疗。水肿明显者可用 25%硫酸镁湿热敷,也可用金黄散或犁头草、蒲公英、金银花等鲜中草药捣烂外敷。

3.青霉素局部注射

皮试阴性后,将含有 100 万 U 青霉素的等渗盐水 20 mL 注射在炎性肿块四周,可促使早期炎症消散,必要时每 4～6 小时可重复注射 1 次。

4.抗菌药物

根据病情不同给予红霉素、螺旋霉素口服或青霉素、头孢类抗生素肌内注射或静脉滴注。

(二)脓肿形成后的治疗

急性乳腺炎形成脓肿后应及时切开引流。脓肿切开应注意以下问题。

1.正确选择切口

为避免乳管损伤形成乳瘘,浅脓肿切口应按轮辐状方向切开;深部脓肿或乳房后间隙脓肿应取乳房下缘弧形切口,经乳房后间隙引流。乳晕下脓肿应做乳晕边缘的弧形切口。

2.及早发现深部脓肿

如果炎症明显而无波动感,应考虑深部脓肿的可能,及时进行穿刺,明确诊断。

3.正确处理多房脓肿

术中应仔细探查脓腔,分离隔膜。

4.引流通畅

引流位置要位于脓腔最低点。脓肿巨大时行对口引流。

四、注意事项

(1)避免乳汁淤积,防止乳头损伤,并保持其清洁是预防急性乳腺炎的关键。①妊娠期应经常用温水、肥皂水清洗双侧乳头,保持清洁。②乳头内陷,一般可经常挤捏、提拉矫正。③要养成定时哺乳习惯,不让婴儿含乳头而睡。每次哺乳应将乳汁吸空,如有淤积可用吸乳器或按摩将其排出,乳头如有破损,应及时治疗。

(2)急性乳腺炎后,应停止哺乳,但不一定要终止乳汁分泌,否则影响婴儿喂养,要根据炎症发展情况而定。如感染严重或脓肿引流后并发乳瘘,须终止乳汁分泌。

(3)终止乳汁分泌,可口服己烯雌酚 1～2 mg,每天 3 次,2～3 天;或肌内注射苯甲雌二醇,每次 2 mg,每天 1 次,至收乳为止。也可用炒麦芽 120 g 煎服,连服 3 天。

第二节 积乳囊肿

积乳囊肿是因乳汁潴留而引起的囊肿,是乳腺不太常见的疾病,多单个发生,常在哺乳停止后被发现,以外上象限相对多见。它的发病原因是哺乳期,乳腺导管阻塞,乳汁无法排放,造成淤积。肉眼观,积乳囊肿一般在1～3 cm 大小,椭圆形或圆形,囊壁厚薄不一,但比较完整,囊肿内包含有陈旧的乳汁或浓缩的如奶酪样的液体。显微镜下,囊肿由立方或扁平上皮细胞排列形成,由于脂类的刺激,可见细胞质空泡形成,囊壁常常纤维化。囊肿周围的间质中常有淋巴细胞的浸润,一旦囊肿破裂,囊内物质外溢,可以刺激周围组织,诱发炎性反应。

一、临床诊断

(一)临床表现

积乳囊肿发生于 20～40 岁的育龄妇女,往往在断乳后的数月到 2 年之间被发现,因为随着乳腺组织的日渐复原,乳房内的肿块逐渐显得格外容易被发现。妊娠的中后期也可以发生,但不常被发现。肿块常不大,往往在 1~3 cm,表面极光滑、活动,呈球形或椭圆形,质地稍硬,活动,与皮肤和胸壁无粘连,被覆皮肤也无水肿和颜色改变,一般无自觉痛,也无触痛,无乳头异常分泌物,与月经周期无关,无腋下淋巴结肿大。但个别在有炎症反应时,它的表现可以类似乳腺炎,有红肿热痛,可以与周围组织有粘连,及腋下淋巴结肿大。

(二)相关检查

乳腺 X 线摄影检查对积乳囊肿的诊断有意义。一般可见一个圆形的或椭圆形的、边界光滑清楚的块影,可发生于乳房的任何部位。这个积乳囊肿在放大的图像中,呈现出由脂肪和稠密的液体混合而成,而其中的一些斑驳影可能是乳汁凝结造成。但有时它们在图像上和一些其他的含有脂肪的病灶之间,又不太容易鉴别。这种情况可以借助 B 超检查帮助。

B 超下可以显示囊肿的情况,液性回声,完整的包膜,囊内呈均匀一致的等回声,中后部有增强的回声光点聚集,此为乳汁的细小凝结块所致。探头在肿块部位加压时,囊肿的形态可以有部分改变。

细针穿刺检查是最常用的。在积乳囊肿中,只要抽到像陈旧的乳汁样、黄白色或灰白色较稠的囊液,就可以做出诊断。有的病程较短者,抽出的囊内液和新鲜乳汁相似,在涂片上往往为脂性蛋白物质和泡沫状细胞。有继发感染时,囊内液浑浊,涂片可见较多炎性细胞。

二、鉴别诊断

(一)乳腺纤维腺瘤

乳腺纤维腺瘤是光滑活动的实性肿块,有时它呈分叶状,在乳腺 X 线摄影检查中,它多呈均匀的密度增高影,在 B 超中,它为边界光滑的低回声区,探头在肿块上加压时纤维腺瘤不变形。穿刺活检有重要鉴别意义。

(二)乳腺癌

中后期的乳腺癌,由于它有特征的表现,诊断不难,但早期的乳腺癌则易于与乳腺积乳囊肿发生混淆,癌性肿块坚硬,呈多形性,边界不清,表面欠光滑,常有酒窝征。在乳腺 X 线摄影检查中,有沙砾样钙化,不规则的块影,肿块边缘有毛刺等。

(三)乳腺囊性增生症

乳腺囊性增生症中有较大的囊肿发生时,也会出现类似的临床表现,但囊性增生症的囊肿常成串地多发,活动度较小,病员有周期性的乳房疼痛,往往双乳发生,增生部位常有触痛。针吸活检进针有涩针感,抽到的囊液是浆液状的,与乳汁样的积乳囊肿完全不同。

(四)乳腺囊肿

乳腺单纯囊肿和复合囊肿往往发生的时间和哺乳无关,部分乳腺囊肿有疼痛,部分和月经周期有关,最主要的鉴别在于穿刺所抽取的囊内液体的不同。

三、治疗

积乳囊肿的治疗很简单,就是细针穿刺,完全抽出囊内液,此项操作可以在B超下顺利完成。若是在医师掌控之下进行的,可以在穿刺一周后B超复查,以证实囊内液已消除。对于还需要生育的女性,或个别囊肿有反复炎症发作者,或囊肿不断增大者,可以考虑行乳腺积乳囊肿摘除术。

(一)穿刺抽液治疗

有些小囊肿能自行消退,或穿刺抽液后消退,故体积小,无症状的囊肿,可将囊内乳汁吸尽,继续观察。

(二)手术切除

较大的囊肿、抽吸治疗肿块不消者,有继发感染反复发作者,应手术切除。有以下方法。

(1)麻醉:一般用局麻,用皮内麻醉。即用2%利多卡因,沿切口注射连续皮丘,呈一条线的皮内麻醉。

(2)做一与乳头呈放射状切口,切开皮肤、皮下、脂肪组织。

(3)用手指触找囊肿,触清囊肿后,用弯止血钳顺囊壁做钝性分离。分离中尽量不要分破囊肿。此时若患者有疼痛,可在囊肿周围的乳腺组织内,追加注射麻药。厚壁囊肿常可顺利剥下,一般多无困难,但剥离面应妥善止血。

(4)遇上较韧的粘连条索,不要强行分断,应用止血钳夹住切断结扎,因此类条索中,常有血管和乳管分支。

(5)薄壁囊肿一旦在分离中破裂,只要将囊壁清除完即可,无须切除乳腺正常组织。

(6)切除囊肿后的空腔,做间断缝合。皮下置橡皮引流条,逐层缝合切口,外加敷料包扎,24小时后拔除橡皮引流条,术后第9天拆线。

(三)中医治疗

为了达到最好的治疗效果,建议在穿刺抽液后加服1～2周的中药或加用针灸治疗,以帮助其复原。如果单纯用中医的方式治疗积乳囊肿效果常不理想。

主证:乳房乳汁潴留性囊肿,肿块光滑、活动、无痛,患者可伴胸闷、胁胀,舌淡红或有瘀斑,苔薄白,脉弦涩。

治法:疏肝活血,化痰散结。

方药:桃红四物汤合二陈汤加味(孕妇不宜)。

桃仁 10 g,红花 10 g,当归 10 g,白芍 15 g,丝瓜络 15 g,川芎 10 g,生地 12 g,陈皮 12 g,枳壳 12 g,路路通 15 g,夏枯草 12 g,莪术 6 g,半夏 10 g,茯苓 12 g,白芥子 10 g。每天 1 剂,经期停用。

针刺:平补平泻为主,选用天宗、膻中、合谷、太冲、足三里、肝俞、膈俞(孕妇不宜)等穴。每 10 分钟行针一次,留针 30 分钟,每周 3 次,用于穿刺后的患者,2 周后就可停用。

四、预防

本病的预防主要是在哺乳期,尽量减少乳汁淤积的发生,授乳时尽量排空乳汁,可以用手从乳房的四周向中央部位按摩,防止乳汁潴留。哺乳期应使用松紧合适的乳罩托起乳房。在乳房发生炎症时要积极治疗,以防对乳腺组织造成太大的损伤。对年轻女性进行外科手术时,应注意尽可能少地损伤导管。以上所说的几个方面都有助于减少积乳囊肿的发生。

第三节 乳腺腺病

一、病因

乳腺腺病可能与卵巢功能紊乱、雌激素刺激乳腺,致使乳腺组织增生有关,但其确切病因仍不十分清楚。

二、病理

(一)病理分期

①早期——小叶增生期。②中期——纤维腺病期。③晚期——纤维化期。

(二)大体所见

标本为灰白色较坚硬的肿块,无包膜与周边乳腺组织分界不清,与乳腺癌病理标本很难鉴别。

(三)镜下所见

(1)早期:乳腺小叶内导管及腺泡均增生、数目增多,小叶体积增大,但乳腺小叶及小叶间纤维组织增生不明显,小叶间界限仍保持清楚,乳腺小叶结构仍存在。

(2)中期:除乳腺小叶内导管和滤泡的增生进一步加重外,乳腺小叶内及小叶间的纤维组织增生更加明显,肿块质地更加硬韧,小叶内导管腺泡继续增生,使小叶结构紊乱形态消失。

(3)后期:小叶导管及腺泡受压变形,逐渐萎缩,呈现所谓硬化性腺病改变。再进一步发展,镜下可见实质性增生被纤维组织包裹,此时酷似浸润性乳腺癌。此种改变称为乳腺腺病瘤。这种晚期(纤维化期)病理特点是乳腺腺病早、中期病理表现已经消失。小叶完全失去了原有的结构和形态,被大量增生的纤维组织代替,致使管泡萎缩消失。

三、临床表现

乳腺腺病多发于 20～50 岁育龄期妇女,早期可出现一侧或双侧乳腺局限性肿块,伴有疼痛,但疼痛与月经周期无明确的关系。肿块一般在 1～3 cm,质地较韧,活动度不好,与周围腺体境界不清,多位于外上象限,可单发也可多发。部分患者伴有浆液性或血性乳头溢液。病变继续发展,肿块可以进一步增大,此时肿块很少伴有疼痛,质地也更加硬韧,活动度不佳。临床上极易和乳腺癌混淆,应认真鉴别。

四、治疗

乳腺腺病的治疗主要是外科手术,首先行肿块局部切除或乳腺区段切除,术中可做冰冻切片,如有恶变应按乳腺癌处理。如病变范围较广,累及乳腺大部,可考虑行乳腺单侧切除术。

第三章

腹部损伤

第一节　胃肠道外伤

一、胃损伤

胃损伤在腹部开放性损伤时常见,碰撞、挤压、钝性打击等腹部闭合性损伤时,若为空腹,胃被胸廓保护,且有一定活动度,一般不易伤及,但饱胃状态下则容易损伤。由于解剖关系,胃损伤常合并其他内脏损伤,使伤情复杂,手术探查时应避免遗漏。

(一)损伤原因

1.腹部开放性损伤

刀刺伤、枪弹伤、爆破伤等都有可能伤及胃,可造成胃前壁损伤或胃前、后壁贯通伤,及其他邻近脏器、大血管损伤。胃内容物漏到腹腔,可引起严重腹痛和弥漫性腹膜炎。

2.腹部闭合性损伤

常因车祸或钝性打击如碰撞、挤压、拳打脚踢所致,可造成胃壁挫伤、裂伤、穿孔等。胃小弯前壁易发生穿孔,贲门、幽门因固定于周围组织易发生撕裂伤。在钝力作用下,腹壁可以完全没有外观上的损伤,而胃壁已发生不同程度的损伤。

3.医源性胃损伤

临床时有发生,如胃镜检查和治疗时切开或烧灼过深易导致胃穿孔。手术中因解剖困难和操作失误也可发生胃损伤,但这种损伤一般能及时发现而得到处理,不至于引起不良后果。偶有心肺复苏时按压过度导致胃穿孔的报道。

4.其他原因

吞服尖锐异物、误服腐蚀性化学物品常导致胃穿孔,更罕见的还有成人自发性胃破裂。

(二)临床表现

胃壁贯穿伤后通常有腹膜刺激征表现,决定手术探查并不困难。但若胃损伤只局限在浆膜层或肌层,尚未穿透,则可无明显腹部症状和体征。胃壁全层破裂时立即有剧烈全腹痛及腹膜刺激征,表现为全腹压痛及反跳痛,可呈板状腹,肝浊音界消失,肠鸣音可减弱或消失。腹部 X 线平片可见膈下游离气体,CT 检查可发现腹水及胃损伤局部异常征象。单纯胃后壁破裂不一定有典型的全腹腹膜炎表现。胃壁血运丰富,胃裂伤有时可出现失血性休克,留置胃管有血性液引出,腹腔穿刺可抽出血性液。在某些情况下胃损伤的诊断也可能延误,如脑外伤昏迷和脊髓损伤者,难以检出腹膜刺激征;其他部位损伤,如多发骨折,引起的疼痛掩盖了腹部症状;伤者因情绪和精神状况而依从性差,拒绝诊疗;胃破裂口小,早期被大网膜、血凝块等掩盖,胃内容物漏出少,腹膜刺激征不明显。故应对暂未决定手术探查的可疑病例严密观察病情变化,反复检查腹部体征、进行腹腔诊断性穿刺,复查影像学检查,以尽早明确诊断。

(三)诊断

胃损伤后主要的临床表现为急性腹膜炎和失血性休克,以前者多见。腹部外伤史、典型症状体征和影像学检查可帮助明确诊断,部分病例需在手术探查中明确诊断。

(1)有明确的腹部钝性打击、锐性刺伤或吞服化学药物等外伤史。

(2)临床表现主要有上腹部持续性疼痛,或先有上腹痛,之后有全腹痛,伴有呕血或胃管抽出血性液,开放性伤口流出胃内容物。体检有全腹压痛、反跳痛,腹肌紧张,甚至呈板状腹,以上腹部最重。

(3)腹平片可见膈下游离气体,腹腔穿刺可抽出胃内容物。

(4)胃后壁或非全层胃壁损伤可无典型临床表现。可留置胃管,观察是否抽出血性液,病情稳定者可经胃管注入气体或泛影葡胺造影剂后摄 X 线片,观察有无膈下游离气体或造影剂外漏。

(四)治疗

胃贯穿伤需要紧急手术治疗。一旦外伤后出现腹膜刺激征,即为手术探查适应证。紧急情况下,腹平片或 CT 等辅助检查并非必须。手术探查应全面,有胃前壁损伤时必须切开胃结肠韧带探查胃后壁,同时对大小网膜附着处亦应仔细检查,以免遗漏。胃损伤常合并肝、脾、膈肌、结肠等损伤,应全面探查。

　　胃壁轻度挫伤可不作处理。胃壁撕裂伤,裂口边缘整齐,可在止血后直接缝合修补;边缘破损不规则或有失活组织,应修整后再缝合修补;胃壁毁损伤范围广泛,无法单纯修补者,可行胃部分切除术。术后须彻底冲洗腹腔,放置引流管。

　　胃损伤时应用腹腔镜探查,手术应严格把握适应证,须由有丰富腹腔镜手术经验的医师进行。对腹腔污染严重、大出血、生命体征不稳定、合并多脏器损伤者不宜实施,腹腔镜探查发现伤情复杂,视野不佳,或怀疑有深部损伤时,应及时中转开腹。腹腔镜下探明伤情后的处理方法同开腹手术,对于简单的胃裂伤和单纯修补,其微创优势非常明显,避免了大的腹壁探查切口,患者术后恢复快。

二、十二指肠损伤

　　十二指肠可分为4部,除球部外,其余3部(降部、水平部、升部)皆位于腹膜后。十二指肠上接胃,下与空肠相连,全段呈C形,突向右侧,环抱于胰头周围,与周围大血管及肝、胆、胰腺等重要脏器相毗邻。(图3-1)十二指肠位置深,后有脊柱、腰背肌,前有腹壁保护,因而受伤机会较少,仅占腹腔脏器损伤的3%～5%。

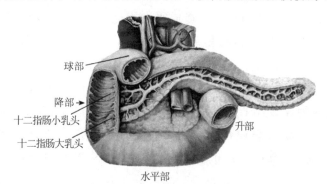

球部

降部

十二指肠小乳头

十二指肠大乳头

升部

水平部

图3-1　十二指肠解剖及毗邻

(一)病因

十二指肠外伤可分为穿透性、钝性和医源性损伤3种。

1.穿透性损伤

国外居多,如子弹、榴弹或工地铁棍等建筑材料引起的穿透性损伤。

2.钝性损伤

国内多见,多由交通事故及工程事故导致,损伤部位以十二指肠第2、第3部最为多见。

3.医源性损伤

多发生于手术中,因解剖不清或术者失误等原因引起,如腹腔镜下胆囊切除术、胃肠肿瘤手术等伤及十二指肠。

(二)病理生理

十二指肠穿透伤及医源性损伤可直接导致肠管破裂。十二指肠钝性损伤以交通事故及工程事故为主,其损伤机制大致如下:十二指肠第2、第3段后方紧贴脊柱(第2腰椎,L_2),没有腹膜覆盖,活动度小。暴力突然从前腹壁挤向坚硬的脊柱,可直接造成十二指肠损伤,如撞击伤、急刹车时驾驶员腹部撞于方向盘上等。撞击时十二指肠游离段和固定段交界处可发生撕裂,形成的剪力可致十二指肠横断。暴力突然从上向下挤向脊柱时,如压砸伤、高处坠落伤等,可将十二指肠第2、第3段和胰头推向右侧,第1、第4段和胰体尾推向左侧,此时幽门和十二指肠空肠曲突然收缩、关闭,使十二指肠形成闭袢,腔内压力骤增,导致破裂。当L_2遭受巨大暴力发生压缩性骨折时,也容易损伤附近的十二指肠、右肾等。

十二指肠一旦发生破裂,其内容物流入腹腔或腹膜后,炎症刺激、感染将引起腹膜内外大量渗出,对全身生理造成很大扰乱,如电解质及酸碱平衡紊乱。此外,十二指肠血供差,肠内容物复杂,故损伤部位的处理亦甚困难。加之十二指肠损伤多合并有其他脏器损伤,伤者全身情况多较危重。

美国创伤外科协会(AAST)脏器损伤委员会(OIS)将十二指肠损伤分为Ⅴ级。Ⅰ级:血肿仅涉及十二指肠一段,裂伤未穿透肠壁;Ⅱ级:血肿超出一段,穿透性裂伤少于肠管半周;Ⅲ级:裂伤累及远端胰管,穿透性裂伤累及降段$50\%\sim75\%$周径,或其他3段的$50\%\sim100\%$周径;Ⅳ级:裂伤接近肠系膜上静脉,或降段破裂$>75\%$周径,包括十二指肠乳头和远端胆总管;Ⅴ级:十二指肠严重损伤,包括胰头部和胆胰管严重毁损,或十二指肠血供中断。(图3-2)

(三)临床表现

十二指肠因损伤部位、程度及有否复合伤等,临床表现有显著差异。

(1)腹腔内十二指肠破裂,临床表现明显。主要是突发的剧烈腹痛,以右侧为重,同时伴有恶心、呕吐,随着腹腔渗液增加及腹膜炎加重,出现腹胀和停止排气。上腹部压痛、反跳痛及腹肌紧张,即腹膜刺激征,肠鸣音消失。

(2)十二指肠壁间血肿,临床表现早期一般较轻,以上腹部疼痛与压痛为主,随后可能出现梗阻症状,反复发生胆汁性呕吐,随呕吐加重可出现水电解质与酸碱平衡失调。若因外伤后巨大腹膜后血肿压迫十二指肠第 2、第 3 段,可发生十二指肠广泛坏死、穿孔。

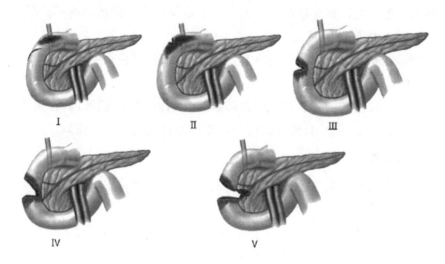

图 3-2 AAST-OIS 十二指肠损伤分级

(3)腹膜外十二指肠破裂,常发生在上腹部严重钝性创伤之后。伤者可能暂时失去意识,但数分钟后即恢复,并无特殊不适,甚至可以继续行动和工作。经过一段时间逐渐出现持续性腹痛,并可能出现恶心、呕吐,呕吐物含血液。疼痛一般局限于右上腹或背部,并逐渐加重。由于腹膜后睾丸神经与伴随精索动脉的交感神经受到肠内流出物的刺激,偶可发生睾丸痛和阴茎勃起的症状。体查时右上腹或背部有压痛,并可见皮下气肿。早期轻度腹胀,腹肌紧张不显著,肠鸣音减弱或消失。体温、脉搏、呼吸在初期无大变化。但随病程进展,上述临床表现逐渐增强或明显,甚至压痛可能延至右肾区、右腰大肌内缘,右腹叩击浊音逐渐扩大。

(四)辅助检查

1.实验室检查

血常规可见白细胞升高,伤及胰腺时血、尿淀粉酶可升高。

2.X 线检查

腹部 X 线平片如发现右膈下或右肾周围有空气积聚、腰大肌阴影消失或模糊、脊柱侧凸,则有助于诊断。口服水溶性造影剂后拍片,如见造影剂外渗即可确诊。

3.腹腔穿刺和灌洗

腹腔穿刺和灌洗是一种可靠的辅助诊断方法。倘若抽得肠液、胆汁样液体或血液表明有内脏损伤,但非十二指肠损伤的特征,腹穿阴性也不能排除十二指肠损伤。若诊断性腹穿液淀粉酶测定大于血淀粉酶 3 倍则应高度怀疑。

4.十二指肠镜检查

若不能明确诊断而病情允许时,可行十二指肠镜检查明确。

5.CT 扫描

可见十二指肠腔外、右肾前旁间隙游离气体或液体积聚,右肾周阴影模糊,十二指肠扩张等征象,口服造影剂可中断而不进入远侧十二指肠。

(五)诊断

十二指肠损伤发生率较低,不容易引起临床医师重视,故漏诊概率较大。应从术前与术中两个方面诊断。

1.术前诊断

结合病史、症状、体征及相关检查。

(1)外伤史:上腹、下胸或腰背部外伤史。

(2)腹痛或腰背剧痛。

(3)腹膜刺激征。

(4)内出血或出血性休克。

(5)腹腔穿刺或灌洗阳性结果。

(6)X 线腹部平片,可见腹腔内游离气体或腹膜后气影。

(7)必要时可行十二指肠镜检查、CT 扫描。

2.术中诊断

术中探查需全面彻底,对多发伤患者在控制危及生命的大出血后再全面探查,十二指肠损伤线索可归纳如下。

(1)十二指肠周围脏器损伤,如肝挫裂伤,右肾挫裂伤可能合并十二指肠破裂。

(2)出现皂化斑,腹膜胆汁黄染,提示可能存在十二指肠破裂。

(3)横结肠、小肠系膜血肿。

(4)未发现出血来源的血性液体。

(六)治疗

1.保守治疗

作为伤后明确诊断前的检查期治疗和手术前准备:①禁食、胃肠减压。②静脉补液,维持水电解质酸碱平衡,并进行肠内外营养支持。③应用有效抗生素。④使用质子泵抑制剂和生长抑素,抑制胃酸和消化液分泌。⑤监测血流动力学及其他生命体征,必要时监测中心静脉压(CVP)。⑥如有休克应积极抗休克治疗,并留置导尿管观察尿量,指导液体治疗。⑦穿透性损伤者,应引流、收集肠道流出物,清创包扎伤口,内脏脱出者予以适当保护。⑧诊断有困难者,可行腹穿、腹腔灌洗等。⑨做好术前准备。

2.手术治疗

原则是以最简单的术式达到阶段性治疗目标。十二指肠损伤多需分期手术治疗,每一阶段酌情选用不同术式。

(1)单纯修补术:适用于裂口<1.5 cm,时间短于 24 小时,局部感染不严重,裂口边缘整齐,血运好,无张力的情况。

手术方法包括直接双层缝合、胃肠有效减压及空肠造瘘。十二指肠减压有如下方法:①将胃肠减压管置入十二指肠腔内,持续吸引;②十二指肠造瘘,持续吸引(造瘘管应从十二指肠壁另戳孔引出,而不宜从破裂缝合处直接引出,否则容易形成十二指肠瘘),此法最直接可靠,临床应用较多且效果满意;③胃造瘘持续吸引,同时行空肠上段造瘘,将导管逆行送入十二指肠,持续吸引,又称逆行十二指肠减压术,可单独应用。上述十二指肠减压还需配合肠腔外引流,以及时发现十二指肠瘘。另外可同时安置空肠造瘘管以进行术后肠内营养。(图 3-3)

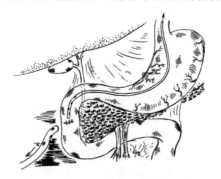

图 3-3 十二指肠修补及内外引流

(2)带蒂肠片修补术:适用于裂口>1.5 cm,但尚可拉拢缝合者。

手术方法:①采用横向缝合以防止肠腔狭窄。②游离一小段带蒂肠管,将其剥开修剪后镶嵌缝合于缺损处,修补缝合时应尽可能清除无生机的肠壁组织,带蒂肠片应完全遮盖修补处,并尽可能缝合于正常肠壁上,以确保损伤部位愈合。③行十二指肠减压及外引流。

(3)十二指肠吻合术:适用于十二指肠完全横断或部分横断者,这时单纯修补易发生狭窄。

手术方法:局部清创后作十二指肠近远段端端或侧侧吻合,对端吻合前必须充分游离十二指肠,以免吻合后张力过大,致吻合口崩裂形成高位肠瘘;侧侧吻合口要够大,以免狭窄、梗阻。(图 3-4)

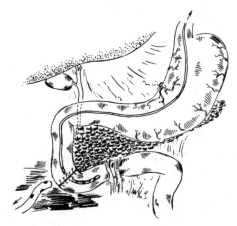

图 3-4 十二指肠吻合术

(4)十二指肠空肠 Roux-en-Y 吻合术:适用于缺损较大、不适合吻合术或直接修补术者。

手术方法:将空肠距 Treitz 韧带约 15 cm 处切断,将远端空肠从结肠后或结肠前上提至十二指肠缺损处做端侧或侧侧吻合,近端空肠与距此吻合口 45 cm 处空肠吻合。(图 3-5)

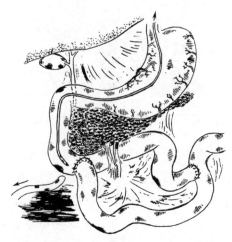

图 3-5 十二指肠空肠 Roux-en-Y 吻合术

(5)损伤肠段切除吻合术:适用于十二指肠第 3、第 4 段严重损伤,不宜缝合修补者。

手术方法:①将受损肠管切除,与远端肠管行端端吻合术,尤其是第 4 段损伤,要尽量切除受损部分。②若张力过大无法吻合,可将远端关闭,近端与空肠行端侧吻合;或关闭两端,行十二指肠空肠侧侧吻合。③均需加行空肠端侧 Y 形吻合术。

(6)十二指肠憩室化:适用于十二指肠第 1、第 2 段严重损伤或伴有胰腺损伤者。

手术方法:①修复十二指肠损伤;②Billroth Ⅱ式胃切除术(胃窦部切除术);③胆总管造口术;④十二指肠置管减压和腹腔引流术;⑤迷走神经切断术。(图3-6)

(7)改良十二指肠憩室化:适用于十二指肠第 1、第 2 段严重损伤或伴有胰腺损伤者。

手术方法:①修复十二指肠损伤;②在距幽门 3～5 cm 处胃壁用 3-0 可吸收线作全层间断贯穿交锁缝合,暂时阻断胃十二指肠通路,以减低十二指肠腔内的压力,利于破裂口愈合;③在 Treitz 韧带附近置空肠造瘘管 2 条,靠近端者逆行插入十二指肠破口附近,作为十二指肠腔内减压管,靠远端者插入空肠作为空肠营养管;④置鼻胃管或胃造瘘管作胃内减压;⑤十二指肠修补处附近置双套管一根作十二指肠腔外引流。(图 3-7)

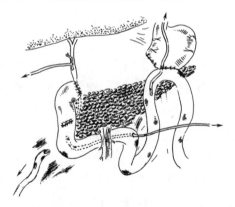

图 3-6 十二指肠憩室化

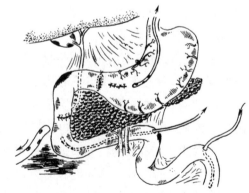

图 3-7 改良十二指肠憩室化

(8)胰十二指肠切除术:适用于十二指肠第 2 段严重碎裂,殃及胰头,无法修复者。(图 3-8)

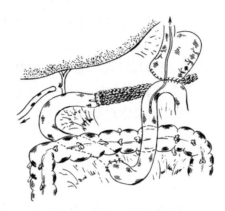

图 3-8　胰十二指肠切除术

（9）浆膜切开血肿清除止血术：适用于十二指肠壁间血肿，出现腹膜刺激征或持续梗阻，经保守治疗无效者。

手术方法：①清除血肿、止血、修补浆肌层破裂处；②建立肠腔减压和破损处引流，预防可能发生的十二指肠破裂。

无论选用何种手术，有效的肠腔减压和肠腔外局部引流是保证愈合的关键。

（七）术后处理

十二指肠外伤行手术治疗后，常见手术并发症，如肠瘘、再出血、腹膜后间隙感染、急性胰腺炎、腹腔及膈下感染等，最常见并发症为肠瘘。因此，要提高警惕，严密观察，每天详细记录各种引流管引流物的量、颜色、性质等。保持各引流管通畅，使十二指肠修补区处于"空虚"环境，不受肠腔内压力和局部积液的影响，以减少漏的危险。

十二指肠损伤术后出现下列征象应考虑发生十二指肠瘘：①术后腹膜炎体征加剧；②术后上腹部或膈下有局限性感染或腹腔脓肿形成；③腹腔引流量增加或含胆汁样物，并出现水电解质及酸碱平衡紊乱；④腹部引流口或切口裂开处周围皮肤灼痛、糜烂，有时从伤口可见破裂的肠管或黏膜外翻和肠液流出。

若发生十二指肠瘘，可根据其变化规律，采用早期（1～2周）吸引、中期（2～3周）封堵、后期修补（4周以上）的原则。①瘘口局部可采用双套管负压吸引，也可局部冲洗，瘘周围皮肤可涂抹氧化锌软膏等保护。根据瘘的进展情况，逐渐调整导管口径和深度，必要时可更换较细的胶管引流。②对低排出量、较小的瘘口可试用医用黏合胶或橡皮片等堵塞法。③选择手术时机，通常经过上述处理，多数十二指肠瘘可闭合。对高排出量（＞200 mL/天），或未行十二指肠内容物转流术（憩室化或改良憩室化），或未行肠腔内减压术并持续治疗不愈合者，可考虑手术治疗;时机为瘘管已得到适当处理,感染得到控制,同时对瘘管情况有所了解,瘘口远侧肠管无梗阻,全身情况已改善后。通常在瘘形成后 3～6 个月行关瘘手术。④手术方法可酌情选用瘘管切除和修复术、空肠襻浆膜贴覆术、带血管蒂空肠片修补术,或 Roux-en-Y 空肠十二指肠瘘端侧吻合术。

十二指肠瘘属高位瘘,消化液损失量大,可严重影响患者营养状况,而营养不良会造成不利于肠瘘治疗的恶性循环。故对十二指肠瘘患者的营养支持很重要,初期可采用经深静脉置管的全肠外营养支持,条件允许时尽量转为经空肠造瘘管的肠内营养支持,同时注意防治营养支持相关并发症。可使用生长抑素抑制消化液分泌量,也可使用生长激素促进合成代谢。应用广谱抗生素时间长则应注意二重感染发生,控制感染最重要的因素应是充分引流而非应用抗生素。总之,十二指肠瘘属复杂重症的胃肠外科病症,其治疗涉及诸多治疗方法和并发症,费用高昂,是复杂的系统工程。

三、小肠及小肠系膜损伤

小肠及小肠系膜在腹部的分布范围广,占据了腹腔绝大部分空间,位置相对表浅,缺乏骨骼保护,故在腹部外伤中受损伤的概率较大。(图 3-9)腹部小范围的猛烈钝性撞击常造成单纯小肠损伤,刀刺伤和枪弹伤则多同时合并其他脏器损伤。需要注意的是由于小肠重叠盘绕,常发生不同肠段的多处损伤。

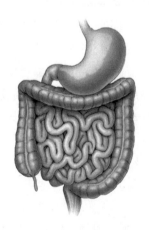

图 3-9 小肠的位置

(一)损伤原因

小肠损伤主要见于猛烈撞击、突然减速安全带挤压等腹部钝性伤,高速锐器伤等,共同特点是损伤发生时外力作用速度快。原因在于小肠游离,系膜长,对单方向低速损伤具有躲避作用,故小肠及小肠系膜损伤在实际中相对较少,仅占腹部外伤的 5%～10%。小肠损伤分为闭合性、开放性和医源性损伤。(图 3-10)

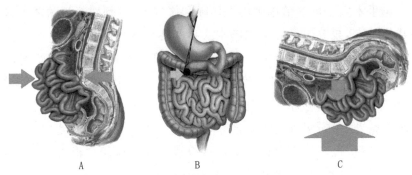

图 3-10 不同原因的小肠损伤

A.直接暴力示意图(小肠受前后方双向挤压);B.侧向暴力示意图(侧向外力使 Treitz 韧带附近小肠受损);C.间接暴力示意图(高速坠落时小肠因高速惯性发生损伤)

1.闭合性小肠损伤

根据暴力作用原理大致分为以下几种:①直接暴力损伤,腰骶椎形成的生理弯曲朝向腹壁,在快速强大的外力作用下,肠管在腹壁与椎体间被挤压,小肠充盈时易造成挫裂伤,严重的可致小肠断裂,有时伴有肠系膜撕裂,多为单处损伤。②侧向暴力损伤,当外力沿侧向或斜向作用于腹部,小肠及其系膜向一侧快速移动,当移动范围超过肠管韧带或系膜的承受力时,可能导致其附着处肠管撕裂。常见于 Treitz 韧带附近的空肠,回盲部附近的末端回肠,以及因腹腔手术、炎症等导致的病理性粘连附近的小肠。③间接暴力损伤,高处坠落、跌伤、车祸等情况时,肠管在高速惯性状态下骤停,因无法抵御速度突然变化所形成的压力而发生损伤,多见于充盈状态的小肠。④消化道异物损伤,吞入锐性异物在消化道下行过程中导致小肠穿破,多见动物骨骼、金属锐性异物等。

2.开放性小肠损伤

异物穿透腹膜腔致小肠及其系膜损伤,主要为刀伤、枪伤等,多为多发小肠及系膜裂伤或复合其他脏器损伤。

3.医源性小肠损伤

此类患者多存在较严重的腹腔粘连,在手术分离肠管时发生损伤,或者在实施腹腔镜手术放置腹壁套管时发生,也见于人工流产手术中刮宫器械穿透子宫误伤小肠。

(二)临床表现

小肠损伤的临床表现取决于损伤程度、时间及是否伴有其他脏器损伤。首先需了解受伤史,包括致伤原因、伤时姿态、受伤时间等,可提供重要的诊断信息,若见锐器伤口有肠内容物流出则诊断明确。

小肠壁尚完整的挫伤或血肿一般在伤后初期出现轻至中度腹痛和轻度、局限的腹膜刺激征,多无明显全身症状,随着血肿吸收或挫伤修复,腹部症状和体征逐渐消失。但也可能因损伤继续发展而出现迟发性肠壁坏死、穿孔,导致急性腹膜炎。

小肠损伤导致肠破裂、穿孔时,肠内容物外溢,因腹膜受消化液刺激而出现剧烈腹痛,伴有恶心、呕吐。体检可有全腹压痛、反跳痛,腹肌紧张,移动性浊音阳性及肠鸣音消失等腹膜炎相关体征。部分患者由于小肠裂口不大,或被肠内容物暂时堵塞,在损伤初期并无明确腹膜炎体征。小肠损伤伴肠系膜撕裂多量出血时,可出现面色苍白、皮肤湿冷、脉搏细弱、呼吸急促、血压下降等休克表现。部分未及时就诊的患者,因严重的急性腹膜炎而出现烦躁、焦虑,苍白、口唇和甲床轻度发绀、肢端湿冷、呼吸急促等感染中毒症状。小肠损伤可合并腹内实质脏器破裂而出现出血及休克,也可合并多器官损伤而出现相应临床表现,诊治中需全面考虑。

(三)辅助检查

1.腹部超声检查

对外伤患者具有重要意义,可及时简便地在床边实施,小肠以及系膜损伤主要表现为腹水或血肿。但超声检查易受肠气干扰,对于空腔脏器诊断能力有限。

2.腹部 X 线平片

部分小肠穿孔或破裂伤者可见膈下游离气体,但并不能作为确诊依据,因开放性外伤时体外气体可进入腹腔形成气腹表现。

3.腹部 CT

如果伤员全身情况允许,行 CT 检查对明确诊断很有帮助。目前高速螺旋CT 扫描时间短,并可获得连续层面影像,可实现全身多部位同期快速检查,优化伤者入院后的诊断流程。

4.诊断性腹腔穿刺和手术探查

诊断性腹腔穿刺抽出肠内容物,在排除穿刺进入肠腔的情况下,可决定手术探查。腹腔镜探查对小肠损伤的初步明确有一定意义,但由于小肠行程长,部分小肠系膜缘损伤因被覆盖而不易发现,大血管和深部脏器损伤容易在腹腔镜探查中漏诊,对小肠及其系膜损伤应用腹腔镜探查应慎重。

(四)治疗

小肠损伤的预后与是否及时合理地治疗有很大关系。

1.非手术治疗

没有明显腹膜炎表现、生命体征稳定、辅助检查无阳性发现,或对损伤过程有怀疑的患者,可留院严密观察。主观症状较轻,腹膜刺激征轻且局限,并逐渐消失的伤者,可能存在肠壁血肿或挫伤,需要暂时禁食,胃肠减压并使用抑酸药物,以减少消化道压力,同时给予短期肠外营养支持,完善术前准备,密切观察病情变化,一旦出现明显腹膜炎表现需及时手术探查。

2.手术治疗

对于怀疑存在小肠及小肠系膜损伤,有明显腹膜炎的患者,均需手术探查,适应证包括:①有腹膜炎体征,或开始不明显,但随时间进展逐渐加重,肠鸣音逐渐减弱或消失;②腹腔穿刺或腹腔灌洗阳性;③闭合性腹部损伤腹平片或腹部CT发现有气腹者;④有典型腹部受伤史,合并休克者,应积极纠正休克,创造条件进行手术探查。手术中需全面系统探查全部小肠及其系膜。探明损伤后的手术方式包括:

(1)单纯肠壁修补:单纯肠壁锐性裂伤可作沿长轴的横向间断内翻双层缝合,修复后需检查该处小肠管径,需至少能通过一个手指。对周围存在挫伤或烫伤(如枪伤等)的肠壁裂口,需修整切除受损组织,确定裂口周围组织血运良好、肠壁层次完整后再作缝合修补。需特别注意与损伤相对的系膜缘肠壁有否损伤。

(2)肠段切除术:以下情况应考虑行肠段切除术。损伤时间长,损伤处肠壁水肿渗出、污染严重;肠壁伤口过长、直接缝合可能导致肠道狭窄;多处小肠损伤集中在较短的肠管范围内;小肠系膜严重损伤,导致肠段血运障碍;系膜缘进行性扩大的血肿,结扎血肿处血管后出现小肠段血运障碍。

(3)肠外置造口术:腹腔污染严重,空回肠穿孔或破裂时间较长(超过36～48小时),合并其他系统严重创伤,伤情危重时,不宜作肠段切除或单纯修补,可将受损肠段外置造口,待病情稳定,腹腔感染消退后再行外置肠管回纳手术,通常至少需3个月以后。

对小肠系膜缘附近的血肿应切开检查,探查血肿内是否有活动性出血,或存在肠壁损伤。对于不波及肠管的单纯系膜血肿,需根据进入血肿的血管情况决定是否行结扎止血,肠系膜上动、静脉只能修补,不可结扎,严重损伤时需要作血管吻合或重建。其他肠系膜动静脉分支多可结扎,但需注意结扎后是否影响肠管血运,必要时需行肠段切除。肠系膜裂孔需缝合关闭,以预防腹内疝发生。

医源性损伤多可被及时发现,并在开放手术中或腹腔镜手术中即时修补。

四、结肠损伤

结肠损伤是较常见的腹内脏器损伤,在腹部外伤中居第四位,占平时腹部损伤的 10%～20%,战时更多。结肠的解剖和生理特点,外科医师对其损伤的理论认识和新观念接受程度,处理方法和经验差异,以及综合治疗手段选择均直接影响结肠损伤的预后。目前对结肠损伤的治疗仍存在争议,焦点主要是左半结肠损伤后是采取一期手术还是分期手术。随着人们对结肠损伤后病理生理的进一步认识,先进仪器的使用,手术方法的改进和创新,围术期治疗手段的多样化,结肠损伤后的并发症和死亡率将大幅度降低,一期手术越来越多,分期手术明显减少或避免,可减轻患者痛苦和经济负担,提高生活质量。

(一)病因

战时主要为火器伤,平时主要为暴力、车祸、事故导致的外伤和医源性损伤。火器伤多为枪弹伤和炸伤,以枪伤居多;平时外伤常见刀刺所致的开放性损伤,腹部受撞击、碾压造成的结肠破裂;医源性损伤主要见于:①结肠镜检查,穿孔发生率为 0.19%～0.80%,经肠镜息肉切除穿孔发生率更高,其中有蒂息肉为1.9%,无蒂息肉为 4.9%,其发生率高低与操作熟练程度有明显关系;②钡剂灌肠造影检查;③手术并发症,腹部手术误伤结肠血供或直接损伤结肠,如脾或胆囊切除时损伤结肠脾曲或肝曲;④器官移植,最多见于肾移植;⑤妇产科子宫腔内器械操作。另外有罕见的化学性物质致结肠损伤,如误用高浓度石炭酸灌肠等。

(二)病理生理

1.结肠解剖特点

结肠壁薄,外周脂肪组织较多。结肠壁内的血供不如小肠丰富,尤其在对系膜侧,而左半结肠的血供不如右半结肠丰富。结肠内容物稠厚或已形成粪便,肠腔内压力大于小肠,破裂后成形粪便污染轻,而稠厚内容物污染重,故通常左半结肠破裂污染较右半结肠轻。结肠内的致病菌无论种类或数量都超过小肠和上消化道。回盲部、升结肠、肝曲、脾曲、降结肠的背面位于腹膜后,较隐蔽,术中探查不细易漏诊。

2.结肠损伤后病理生理特点

结肠壁薄,血供不丰富,伴有休克时,结肠血供将明显少于其他器官,休克纠正后的再灌注损伤也更严重。在创伤后的全身炎症反应期中,肠道的炎症反应较为显著,如肠管扩张、肠壁水肿、通透性增加,可发生细菌易位。受伤后小肠蠕动恢复比结肠早,小肠内容物被推向已充满粪便的结肠,将造成结肠内压力增高。结肠破裂后腹腔内感染较严重,将加重结肠修补处的炎症反应。

3.结肠损伤的临床特点

结肠损伤常伴有其他脏器损伤,据报道 40.6%~87.0%伴发 1 个以上的其他脏器伤,而单纯结肠单处或多处伤较少,这是由于从腹部正面观结肠呈 M 形走行的解剖特点。结肠走行包括腹腔各部,不同部位的结肠损伤都可能伴有其他腹腔脏器损伤。结肠损伤常伴有休克、骨折、颅脑损伤、胸部创伤及广泛软组织挫伤等,这些损伤的临床表现更为严重和明显,可能因此而忽视腹部检查,有报道误诊率可高达 21%~37%。

4.结肠损伤分级

按美国脏器损伤委员会(OIS)制定的标准(图 3-11),将结肠损伤分为 5 级:Ⅰ级,肠壁血肿或撕裂,无穿孔;Ⅱ级,肠壁全层撕裂小于 1/2 周径;Ⅲ级,肠壁全层撕裂大于 1/2 周径,但未横断;Ⅳ级,肠管横断;Ⅴ级,肠管横断伴组织缺损或血管损伤致肠供血不足。

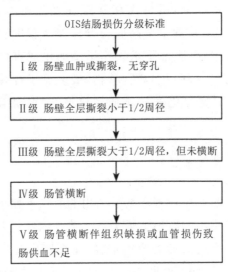

图 3-11 OIS 结肠损伤分级

按 Flint 分级法将结肠损伤分 3 级:Ⅰ级为结肠孤立伤,无腹腔其他脏器合并伤,腹腔污染轻,从受伤至手术时间间隔短,不伴有休克;Ⅱ级为结肠贯通伤,有撕裂伤和腹部其他脏器合并伤或伴有轻度休克;Ⅲ级为严重组织损伤,并有重度污染或休克。

(三)辅助检查

由于结肠损伤时常合并其他脏器损伤或较严重的颅脑损伤,临床表现复杂,而各种伤情可能互相重叠,目前尚无特异性的诊断手段,结果仅供参考。常用辅助检查如下。

1.腹部 X 线平片和腹部透视

由于结肠内富含气体,故肠壁开放后应具备空腔脏器穿孔的特点,即立位腹平片可见膈下游离气体,侧卧位腹平片可见穹隆征或镰状韧带征。但实践中X线检查阳性率较低,可能原因是结肠内粪便成形、较干或较稠堵塞裂口,肠内气体无法溢出;破裂口较小;肠壁浆膜和肌层破裂,但黏膜层尚未破裂;结肠血供受损,但结肠壁尚未出现坏死破裂;腹膜后结肠(升结肠和降结肠)破裂,因后腹膜间隙狭小或裂口紧贴后腹膜,肠内气体无法到达游离腹腔;合并实质性脏器破裂,大量血液封堵结肠破裂口。若 X 线检查发现腹腔游离气体,排除开放性腹部外伤或胸腹复合伤所致的外界或肺内气体进入腹腔,即可以诊断腹腔空腔脏器破裂,包括结肠破裂。间断复查腹部 X 线检查发现腹腔出现游离气体,对迟发性结肠破裂有诊断意义。

2.超声检查

可发现腹水(积血),实质性脏器破裂。也可发现腹腔游离气体征,在腹部闭合性损伤中对空腔脏器破裂有间接提示作用。

3.诊断性腹腔穿刺

诊断性腹腔穿刺是腹部损伤时简捷有效的常用检查方法,阳性率较高,对结肠损伤诊断有很大帮助。若穿刺吸出粪样液体,并排除误入肠腔可能后,可诊断结肠破裂。但阴性结果并不能排除脏器损伤,受伤时间较短,穿孔较小,渗液少以及穿刺技术不正确等都可能导致阴性结果。必要时可重复穿刺和腹部检查,以动态观察病情。

4.CT 扫描

CT 扫描对结肠损伤诊断无特异性。CT 扫描可发现腹腔实质性脏器损伤,腹水(积血)等,若发现腹膜后组织水肿明显,则提示可能存在腹膜后空腔脏器破裂,包括结肠腹膜后部分。

5.常规实验室检查

血常规检查可了解伤者的失血和感染情况,尿常规检查可了解肾脏损伤情况,血淀粉酶升高提示胰腺损伤。

(四)诊断

重点是判断有无手术探查适应证,多数腹部外伤在手术探查前很难也无需完全明确具体伤情。询问受伤史和体格检查仍是最重要的基本步骤。了解受伤方式、力度、姿态、伤器等信息非常重要,有助于初步判断损伤的部位、类型和程度。腹部体检除腹壁表面伤情外,应重点判断有无腹腔内出血、腹膜炎,或腹膜后大血肿。诊断性腹腔穿刺可提供直接证据。急诊实验室检查和影像学检查可协助初步诊断。综合以上信息判断有无手术探查适应证。对多系统复合伤员,或已昏迷的重伤员诊断较困难,重点同样是判断有无手术探查适应证,而具体伤情多在探查中才能明确。

1.非医源性结肠损伤

(1)穿透性结肠损伤:结肠壁全层破裂,肠腔开放,内容物漏出。常有明显的伤道,腹膜后结肠穿透性损伤早期体征常不明显,对可疑病例需间断重复体检和影像学检查动态观察。穿透伤肠内容流入腹腔时,则引起严重的腹腔感染和弥漫性腹膜炎。

(2)非穿透性结肠损伤:结肠壁未全层穿透,肠腔未开放。虽然肠内容物暂未漏出造成污染,但随伤情进展,肠壁仍可能发生迟发破裂,其临床表现更为复杂和隐匿。非穿透性结肠损伤可以是结肠本身受伤,也可以是肠系膜损伤累及结肠供血血管,导致血供障碍,可引起肠壁逐渐坏死而致迟发性破裂。严重结肠挫伤可直接导致结肠壁破裂,或受伤时为非穿透性损伤,继而逐渐坏死和迟发破裂。

2.医源性结肠损伤

医源性结肠损伤在医疗操作当时发生,或之后短期内即有明确的临床表现,诊断相对容易。在临床虽不多见,但处理不当将会引起新的并发症,如肠瘘、腹腔脓肿等,严重的可危及生命。医护人员应重视预防,而早诊断、早治疗则是取得疗效的关键。常见的医源性结肠损伤原因有:①不熟悉解剖及手术操作粗暴,由于结肠肝曲和脾曲分别与肝脏和脾脏关系密切,强行分离或盲目钳夹大块组织都可能导致结肠损伤;泌尿科医师行腹膜后入路手术时,若不熟悉手术区域结肠解剖,也可导致损伤。②对于疾病导致的解剖和病理变化未予重视,如腹膜后肿瘤压迫推移、腹腔粘连可使结肠位置异常,而容易造成术中误伤。③操作技术不熟练,如子宫腔内器械操作时对子宫位置、大小没有查清,扩张宫口或吸宫时放入器械方向与子宫轴向不符,容易导致子宫穿孔后损伤结肠;结肠镜检查时没有看清肠腔而硬行置入,没有考虑到肠壁炎症、肠壁外粘连导致肠管移位成角,或充气过多都易造成结肠损伤。可见在医疗操作中重视避免结肠损伤因素时,大多数医源性结肠损伤是可以预防的。

(五)治疗

结肠损伤的术式选择,应遵循损伤控制原则(DC),应根据受伤时间,腹腔污染程度,结肠伤口情况,伤员全身情况酌情选择一期手术或分期手术,并无明确标准。较普遍的原则是,腹腔污染严重,严重的多发伤或复合伤,有糖尿病或肝硬化等基础疾病,失血量大,老年伤员,救治时间已延误(>12 小时)者均不适宜选择一期手术。

1.原位修补术

原位修补术不需临时性肠造瘘和二期手术,可保持肠管完整性,对患者全身影响小,生存质量高,住院时间短,因此在评估适应证安全的情况下,可行原位修补术。掌握结肠损伤后一期原位修补术的适应证很重要,仅适用于经肠道准备并及时发现的结肠损伤,且损伤裂口新鲜整齐,尚未有明显的炎症渗出和水肿,患者全身情况较好,没有严重的复合伤和并发症,没有大量失血或休克。此类适应证主要见于结肠镜检查等医源性损伤。对结肠损伤一期修补的适应证建议严格掌握,因为若修补失败,将使伤者多承受至少 2 次手术(造口和还纳手术)和腹膜炎等并发症,增加创伤和风险。

2.肠造口术和造口还纳术

结肠损伤后因粪便污染严重,肠壁水肿渗出、变硬,需行肠造口术,包括结肠造口或末段回肠造口。急诊肠造口术简单安全,是处理结肠损伤的基本术式。肠造口术分为单腔和双腔造口两种,单腔造口即将损伤的结肠近端提至腹腔外,远端缝闭后放回腹腔内,但因二期手术时远端肠管不易寻找等原因,建议行双腔造口术。结肠损伤时的双腔造口多直接将损伤处结肠襻提至腹腔外,固定于腹壁,损伤处即作为造口处,经开口可探及近端及远端肠腔(图 3-12)。若损伤处肠段难以提出腹腔,对边缘整齐,尚未水肿变硬的损伤可予修补,同时在近端较游离的肠段双腔造口(图 3-13);若损伤污染和渗出严重,已无法修补,又无法提出造口,则尽量切除损伤肠管,行近远断端双腔造口(图 3-14);若无法实现近远断端双腔造口,可行近断端单腔造口,远端封闭(图 3-15);若近端位置不宜造口,可吻合后在吻合口近端游离肠段造口。若患者全身情况或损伤局部条件不允许行肠管切除术,则尽量清除局部污染,创面留置充分引流,近端肠管造口。常用造口位置包括乙状结肠、横结肠、盲肠和末段回肠。关腹前需将腹盆腔尽量清洗干净,并留置有效引流。结肠对系膜缘的刀刺等锐性穿透伤,应注意探查裂口对侧的系膜缘有无贯通伤,因此处被系膜脂肪遮盖,容易遗漏。

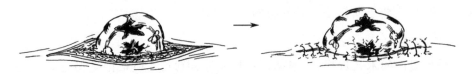

图 3-12 损伤肠襻双腔造口

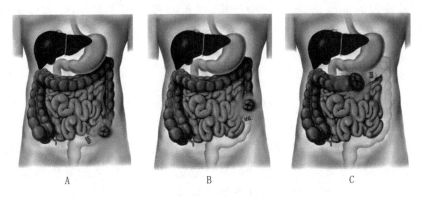

图 3-13 不同位置结肠损伤修补后近端造口

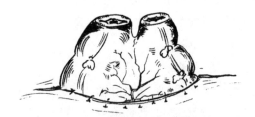

图 3-14 结肠两断端双腔造口

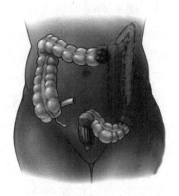

图 3-15 结肠部分切除后近端造口,远端封闭

升结肠或右半横结肠损伤时可选择盲肠造口,还可选择末段回肠造口,造口方式同样推荐双腔造口。(图 3-16)回肠造口处应距回盲瓣 15～20 cm,以免二

期还纳手术后因回盲瓣关闭作用,使距离较近的造口封闭处因肠管压力升高而破裂。需注意盲肠造口还纳时有一定难度,多需切除回盲部,而末段回肠造口还纳术相对容易。但因肠内容物通过回盲瓣进入盲肠后已成粪便,故盲肠造口更便于管理,而末段回肠造口则有肠液排出量大,水电解质丢失多,碱性肠液腐蚀皮肤等缺点。

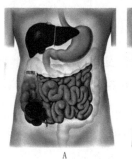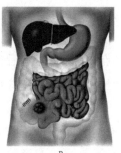

图 3-16 双腔造口

A.盲肠造口;B.末段回肠造口

　　造口还纳和重建肠道通畅性的手术通常在 3 个月以后进行,此时腹腔内因手术或创伤所致的炎症和粘连已大部分吸收,进行手术较为安全。而一期手术后 2 周至 3 个月内,致密的腹腔粘连将导致手术非常困难,且易致误伤。对于伤情复杂严重,全身情况欠佳的患者,应酌情延后二期手术。造口还纳术实施前应充分评估患者全身状态和造口远端是否存在梗阻等情况。

　　3.结肠切除吻合术

　　仅适用于已有肠道准备后发生的结肠损伤,且患者全身情况较好,损伤亦被及时发现时,多为医疗过程中的损伤,如患者因结肠肿瘤等行结肠镜检查时造成损伤或诱发穿孔,则同期手术切除肿瘤和损伤肠段后一期吻合。一期切除吻合不适用于未经肠道准备的急性结肠损伤。本术式的严重并发症是吻合口漏,预防除严格掌握适应证外应做到:吻合口无张力,吻合口远端肠道无梗阻;术后定时扩肛,避免肛门括约肌痉挛,降低直肠内压力;充分保留吻合口周围血管,避免吻合口血供短缺,确保愈合;常规于吻合口周围放置引流,以便术后观察,及时发现吻合口漏,尽早处理。

　　4.损伤肠襻外置术

　　由于横结肠和乙状结肠为腹膜内位器官,系膜较长,活动度大,肠襻拉出腹壁外较容易,故此范围的结肠损伤可选择损伤肠襻外置术,手术方便快捷,适应证包括:①有广泛严重的肠壁损伤,肠段活力无法判定;②有严重休克,或合并多发伤危及生命,需迅速结束手术时。

5.原位修补外置术

此术式适用于活动度较大的横结肠和乙状结肠。将修补后的肠管置于腹壁外,可观察损伤处愈合情况,若发生修补口漏,即可将损伤处扩大为造口,而不会发生腹腔内感染。若修补处愈合良好,则避免了肠造口给患者带来的不便,3月后再行外置肠管还纳术。

6.腹腔镜手术

腹腔镜手术的优点是创伤轻,术后恢复快,但需注意掌握适应证。腹腔镜结肠修补术的适应证与一期原位修补术相同。腹腔镜肠造口术可避免腹部大切口,减少腹腔粘连,为二期手术创造有利条件。但将腹腔镜手术用于腹部外伤的探查和治疗,比开腹手术仍存在局限性,故不适用于广泛多发的损伤,也不适用于伤情危重的情况,且需要娴熟的经验和技术。

(六)术后处理

应根据结肠损伤的严重程度、手术方式和患者的全身情况而定。除一般治疗如补液、静脉营养和应用抗生素外,应注意观察有无吻合口漏、修补破裂和腹膜炎发生。常规包括:①间断复查血浆蛋白,及时纠正明显的低蛋白血症,有利于吻合口愈合;②间断复查外周血白细胞及中性粒细胞比值,及时发现感染;③严密观察患者症状和腹部体征,间断复查腹部超声,及时发现吻合口漏、修补破裂和腹膜炎,尽早处理;④保持引流管通畅;⑤定时人工扩肛,降低直肠内压力和肛门括约肌张力,减少吻合口和修补处远端肠腔的压力和阻力,有利于防止吻合口漏和修补破裂;⑥条件允许时尽早下床活动和恢复流质饮食,有利于肠蠕动功能恢复,可配合腹部物理治疗,促进腹腔炎症吸收和肠道功能恢复;⑦妥善护理切口和造口,避免切口污染,及时发现切口感染并予换药处理;⑧原位修补术后应在1周内采用全肠外营养支持或无渣流质饮食尽量控制大便,以利于伤口愈合。

五、直肠肛管损伤

直肠、肛管有坚实的骨盆保护,损伤较少见,一旦出现损伤则伤情普遍较重。由于直肠内粪便含有大量细菌,直肠周围间隙内是疏松的脂肪结缔组织,血运不丰富,一旦损伤即易导致严重感染,危害很大。直肠、肛管的致伤原因很多,伤情较复杂,常合并骨盆骨折,膀胱或尿道损伤等,诊断及治疗较困难,若医师经验不足,容易造成误诊和漏诊。

(一)病理生理

直肠上接乙状结肠,下接肛管,长度 12~15 cm。其上 1/3 的前面及两侧有腹膜覆盖,中 1/3 前面有腹膜向前形成返折,在男性形成直肠膀胱陷凹,在女性形成直肠子宫陷凹,下 1/3 则完全位于腹膜外。直肠肛管损伤后除出血外,临床表现当与致伤原因、伤情、部位及并发症情况有关。腹膜返折以上直肠破裂引起的病理生理变化主要是粪性或细菌性腹膜炎。腹膜返折以下直肠损伤造成的腹痛程度常不严重,也常无腹膜炎表现,此时含有大量细菌的粪便溢出进入疏松的直肠周围间隙,很快引起需氧菌和厌氧菌混合性感染,若不及时引流,将导致广泛的组织坏死、菌血症和感染性休克。若伴有腹膜后大血管或骶前静脉损伤,可出现腹膜后血肿及失血性休克。若损伤累及膀胱、尿道,尿液和粪便即可互相沟通形成直肠尿道瘘。肛管长 2~3 cm,其周围有控制排便功能的肛门括约肌,一旦损伤将造成不同程度的肛门控便功能障碍甚至肛门失禁。

(二)病因

1.开放性损伤

直肠、肛管开放性损伤以战伤和外伤多见,尤其是下腹部和/或会阴部锐器伤。常见原因有骑跨伤、尖锐物穿透伤、弹片伤、爆炸伤、骨盆骨折移位时的撕裂伤或骨片伤,分娩时因产力过强亦可导致直肠肛管撕裂伤。

2.闭合性损伤

主要包括撞击伤、挤压伤和坠落伤等。直肠、肛管内异物也可以引起损伤。此类损伤较易被误诊,或被其他病情掩盖。

3.医源性损伤

常见于下腹部及盆腔手术,如泌尿外科或妇产科手术损伤。结肠镜检查时的插镜、取活检、息肉电切等操作,灌肠时的插管都可能引起直肠损伤。另外,放射性治疗亦可致直肠黏膜及周围组织损伤。

4.其他

灌肠误灌入腐蚀性药物而造成直肠肛管损伤。操作不当的肛镜检查也可能造成不同程度损伤,甚至穿孔。

(三)临床表现

因损伤部位不同而临床表现各有特点。当损伤位于腹膜返折以上时,主要表现为腹痛,严重者可弥漫至全腹,腹部有明显的腹膜刺激征,即压痛、反跳痛和腹肌紧张。直肠破裂可出现气腹征,腹部叩诊出现肝浊音界缩小或消失。当弥漫性腹膜炎发展至腹腔广泛渗出的炎症期时,叩诊有移动性浊音。因肠麻痹听诊可闻及肠鸣音减弱,腹胀随病情进展可逐渐加重。肛门指诊可见指套染血。当损伤发生在腹膜返折以下的直肠、肛管时,腹痛相对较轻且较局限,以下腹部为主,范围不易确定,可放射至骶尾部或肛周,常伴有里急后重感。肛门流血也是重要症状之一。腹膜上下贯通伤时,以上症状均可出现。严重的肛管损伤致肛门括约肌断裂时,可出现控便功能减弱或消失。若直肠损伤未能及时发现和处理,可出现严重的感染表现,包括高热、寒战,下腹部胀痛,里急后重感,下腹部、会阴部皮肤红肿,皮温升高,腹部压痛明显,严重者可出现感染性休克。合并有大血管损伤或骶前静脉丛损伤时,可出现大出血或腹膜后血肿表现,严重可致失血性休克。合并泌尿系统损伤常见为尿道断裂,表现为下腹及会阴肿胀,常有尿潴留、排尿困难、血尿等,并可造成尿道直肠瘘。伴生殖系统损伤者表现为子宫直肠瘘、阴道直肠瘘等。伴骨盆骨折则表现为骨盆挤压痛,可有耻骨联合分离征,X线平片常能确诊。

(四)辅助检查

怀疑有直肠、肛管损伤时,应常规行直肠指诊,有损伤存在时指套通常有血染或发现直肠腔内凝血块,损伤部位较低时可以摸到破裂口、破损区肿胀和压痛。若发现肛门括约肌松弛,需高度怀疑括约肌损伤。若指诊阴性,又怀疑有直肠、肛管损伤时,个别病例在病情许可时可行结肠镜检查明确损伤部位。

怀疑腹膜返折以上直肠损伤或合并腹腔内其他脏器损伤时,诊断性腹腔穿刺有助于明确,若抽出粪样液体,提示结肠或较高部位的直肠损伤。腹部 X 线检查可明确有无直肠异物,有无膈下游离气体和骨盆骨折等。

MRI 可清晰显示直肠、肛管损伤部位,明确有无括约肌断裂,并确定肛周感染范围。由于对脂肪和肌肉等软组织的高分辨率,MRI 扫描目前正逐渐成为直肠、肛管外伤的常规检查。直肠腔内超声也可以清晰显示肛门括约肌复合体的细节。在非急诊情况下,盆底神经肌电图可以评估支配括约肌的神经功能,了解有无合并神经损伤。

(五)诊断

对于腹膜返折以上的直肠损伤,结合外伤史、临床表现及辅助检查,多可早期作出诊断,而腹膜返折以下的直肠、肛管损伤,由于临床表现不典型,合并周围脏器及软组织损伤时容易漏诊。故存在以下情况时应高度怀疑直肠、肛管损伤:①肛门部的直接暴力损伤;②会阴区软组织撕裂伤;③骨盆挤压伤;④伤后出现肛门流血;⑤骶尾部及肛门周围有放射性坠痛及里急后重感;⑥尿道与阴道损伤。

对明确的直肠肛门损伤,应重视合并伤的诊断。当合并膀胱损伤时,可出现伤口尿瘘、膀胱直肠瘘。合并尿道损伤时,则可出现尿道口少量流血及不能排尿等情况。尿生殖膈撕裂时会出现会阴、阴囊部血肿及尿外渗。合并生殖系统损伤时,可出现直肠阴道瘘或直肠子宫瘘,常见阴道有粪水流出或阴道流血等表现。合并骨盆骨折时可致后腹膜血肿,并可出现大出血,严重者可致失血性休克。

(六)治疗

直肠、肛管损伤从伤后的急诊处理,直至最终各种并发症的治愈,多需经过长期过程和多期手术,每一个阶段的治疗选择,均应体现损伤控制原则。

1.紧急处理

直肠、肛管损伤时常合并其他脏器严重损伤或大量出血,需尽快建立有效的静脉通道以补充循环血量。对肛门流血且发现损伤部位者,可先予纱布压迫止血。对怀疑骨盆骨折或已有休克表现的患者应尽量减少搬动,急救时最好将患者抬放在担架或木板上,以免在搬运中扰动不稳定的骨盆,增加创伤出血,加重休克。对有腹膜炎表现者需进行急诊剖腹探查。对盆腔大出血者可行双侧髂内动脉结扎。

2.急诊剖腹探查指征

(1)下腹部、会阴部及骶尾部有深入直肠肛门的外伤,或有骨盆挤压受伤史。

(2)伤后出现腹痛逐渐加剧,伴有恶心呕吐等胃肠道症状。

(3)有明显的腹膜刺激征或伤口流粪。

(4)腹腔穿刺抽出粪样液体或不凝血。

(5)合并大出血,经抗休克治疗无效。

(6)结肠镜检发现直肠上段有破口。剖腹探查切口以正中切口为宜,因火器伤时,弹片及子弹等穿入腹腔后弹道可在任何方位,正中切口利于全腹探查。探查时应从盲肠开始,分别向近端和远端逐段排查小肠和结直肠损伤。

3.大出血的处理

术中先将小肠推向右上或提出切口,暴露腹主动脉下段及其分叉,对于出血凶险者可暂时控制下段腹主动脉,快速输血使血压上升,待循环稳定后可根据情况结扎一侧或双侧髂内动脉。如发现中小静脉断裂或骨折断端渗血,可用纱条填塞压迫止血。对髂内静脉破裂所致的大出血可行破口修补。若直肠后壁或直肠两侧有血肿时应切开探查。若骶前静脉丛破裂出血,少数病例可以单纯缝扎或结扎止血,多数情况下需压迫止血,具体方法包括头低脚高体位以降低出血部位静脉压力,充分暴露出血区域后试行钝头器械捣碎骶骨血管孔压迫止血,还可用不锈钢图钉将大网膜或明胶海绵钉于血管孔处止血。在紧急情况下,压迫是最有效的止血方式,在术后 3～5 天内逐步将纱条拔除,出血一般可以控制。

4.腹腔内直肠损伤的处理

直肠损伤位置在腹膜返折以上时,对经肠道准备并及时发现的医源性直肠损伤,肠壁伤口处尚无明显水肿渗出,如结肠镜检查,可行直肠破口缝合修补术,但术中必须将腹腔及盆腔冲洗干净,并放置有效引流。多数直肠损伤须在损伤近端行肠造瘘术,暂时性粪便转流是治疗直肠损伤的基本原则。在无其他部位肠道损伤时多选择乙状结肠双腔造瘘,远侧肠道需用大量生理盐水冲洗干净,并留置有效的腹盆腔引流。在已有明显污染和炎症渗出的情况下修补直肠破裂并无意义。损伤严重,或乙状结肠双腔造瘘无法实施时,也可行乙状结肠单腔造瘘,远端封闭,酌情清除污染和坏死组织,不必强求彻底,也不必在急症手术中寻求切除损伤直肠,但必须留置有效引流。行急症肠造瘘和局部引流术后,需待局部感染控制,坏死组织排除,炎症消退,损伤处愈合后,再行造瘘还纳手术恢复肠道连续性,酌情可切除部分直肠,时间通常在 3 个月以上,根据伤情不同应酌情延长。

5.腹膜外直肠损伤的处理

经肠道准备并及时发现的医源性直肠损伤,如结肠镜检查,可经直肠内修补破口,术中需良好的麻醉和经肛门暴露,并在术后 7 天内进无渣流质饮食,尽量减少大便,有利于修补愈合。大部分腹膜外直肠损伤的基本治疗原则仍是结肠造瘘。破口位置较低时可经会阴入路进入直肠周围间隙清创引流,破口位置较高时可经腹游离直肠清创引流,或上下入路合作尽量清除直肠周围间隙污染并引流。同时应打开肠造口处大量冲洗肠腔,以避免术后粪便继续污染。局部清创不必强求彻底,因可能在解剖不清情况下导致副损伤,但必须建立有效的创面引流。腹腔镜结肠造瘘术创伤小,可避免腹腔粘连,为二期手术创造有利条件,也可避免常见的开腹造瘘术切口感染,在患者无腹腔镜手术禁忌证时是良好的选择。修补已有明显污染和炎症渗出的直肠损伤并无意义,只要经肠造瘘粪便转流,局部清创和有效引流,感染控制后直肠损伤有自行愈合的可能。造瘘还纳手术需在确定损伤处愈合,局部感染控制,炎症消退后进行,通常在 3 个月以后。

6.肛管和肛门损伤的处理

经肠道准备的医源性损伤,如结肠镜检查,或损伤轻,伤口小,无直肠周围间隙污染时,可行单纯清创缝合。如果损伤重,位置深时,常合并尿道、阴道损伤,此时需行结肠造瘘术,待局部感染和炎症控制,合并伤修复后再行造瘘还纳术。若括约肌撕裂严重,需先行肛门括约肌成形术,远期再行造瘘还纳术。若会阴部有广泛组织缺损和坏死,永久性结肠造瘘也是合理的选择。肛管损伤修复术后第3周开始应予每天人工扩肛,防止狭窄。

7.直肠、肛管损伤合并伤的处理

直肠、肛管损伤时应重视合并伤的诊断和处理。合并骨盆骨折时,宜少搬动,有移位者需固定。对腹膜后出血者应密切观察,并进行输血、输液补充血容量。若经积极抢救休克未能纠正者,可行血管介入造影,选择一侧或两侧髂内动脉栓塞。这种疗法创伤小,可与抗休克治疗同时进行。合并膀胱破裂时,可经腹行膀胱修补术,同时行耻骨上膀胱造瘘。对尿道损伤者,应先放置导尿管,防止尿液外渗引起软组织感染。如导尿管插入困难时,可行耻骨上膀胱造瘘术及尿道会师术。在损伤早期留置尿管,对防止尿道闭锁、尿道肠瘘及尿道狭窄均有重要意义。合并阴道损伤时,早期伤口如新鲜清洁可进行修补术,若与直肠相通,存在污染或组织损伤较多,则应清创引流,3～6个月后待直肠肛管损伤痊愈后,再行修补和整形。

(七)术后处理

1.使用抗生素

使用广谱抗生素是直肠、肛管损伤术后的关键治疗。常联合使用抗需氧菌(如氨苄西林、庆大霉素、第三代头孢菌素类)和抗厌氧菌抗生素(首选甲硝唑)。

2.全身支持治疗

由于严重的创伤出血、机体应激消耗和术后禁食,患者容易出现抵抗力下降和营养不良,故应及时纠正水电解质失衡和加强营养支持,术后早期可进行全肠外营养支持,病情好转后逐渐向肠内营养过渡。未行结肠造瘘者首选无渣肠内营养剂,以控制大便,避免会阴伤口感染。

3.肠造瘘

通常在术中一期开放,或术后48小时,或肠功能恢复后开放。开放后应注意保护造瘘口周围切口,避免粪便污染,可用防水敷贴封闭切口,与造瘘污染区隔离。造瘘还纳手术需根据病情而定,至少在3个月后才能进行。

4.引流管

腹腔内引流管若引流量减少,无发热及腹痛症状者可在 2～3 天后拔除。若腹腔内有明显感染,引流管需放至感染控制后拔除。若发生吻合口漏或修补失败,引流管需放至引流液减少,瘘管形成后拔除。会阴部引流管可在 3～5 天后引流量减少后拔除,若引流量多则酌情延后。

5.会阴部伤口

会阴部伤口如合并感染,需打开伤口充分引流,待其肉芽组织逐渐从基底长出愈合。若会阴部创面较大,感染控制后可考虑行植皮手术。

(八)并发症

1.感染

切口感染是直肠、肛管损伤术后的常见并发症,初期缝合的感染率是20％～40％,延期缝合的感染率是 8％～12％。腹腔脓肿的发生率是 20％。因直肠周围间隙污染,肛管直肠周围脓肿亦常见。感染发生多在术后 5 天左右,出现体温升高,白细胞计数升高,伤口红肿、疼痛。盆腔感染时会出现排便次数增多、里急后重感等。在条件允许时行腹腔镜结肠造瘘术可避免腹部大切口及切口感染。术后使用封闭式敷贴隔离造瘘口和切口可避免部分感染。感染发生后的主要治疗措施是使用广谱抗生素,同时局部引流,如盆腔脓肿可经直肠或阴道穹进行穿刺引流,肛周脓肿应切开皮肤引流。

2.瘘

直肠、肛管损伤后常形成直肠-阴道瘘、直肠-尿道-膀胱瘘,或直肠-皮肤瘘。形成瘘道后应在3～6 个月后,局部感染控制,炎症消退后再行确定性手术,切除瘘道,修复器官缺口。

3.肛门狭窄和肛门失禁

直肠、肛管损伤后容易出现肛管狭窄,多由括约肌修补或肛周组织瘢痕所致。术后人工扩肛非常重要,应根据每个病例的具体情况制定适当的扩肛计划,通常从术后第 3 周开始,每天两次,每次约 5 分钟,用戴手套的食指充分涂抹润滑油后缓慢插入肛门,循序渐进,最后达到可顺利插入食指第 2 指节的目标,视扩肛效果,其频率可逐渐减小,但建议持续 6 个月以上。肛门直肠环的损伤将导致肛门失禁,需行临时性肠造瘘术,若无特殊情况多选择乙状结肠造瘘。待感染控制,全身伤情好转后行肛门括约肌成形术,远期再行造瘘还纳手术。若肛门括约肌已无法修复,则需永久性肠造瘘。

第二节 脾 脏 外 伤

脾是人体最大的淋巴器官,位于胃左侧与膈之间,相当于第9至11肋的深面,其长轴与左侧第10肋平行。脾的体积约为(12~14)cm×(7~10)cm×(3~4)cm,正常人脾重100~250 g。脾毗邻胃、膈、胰尾、左肾和左肾上腺、结肠脾曲等重要结构,故脾的位置可因体位、呼吸和胃的充盈程度而有所变化(图3-17)。

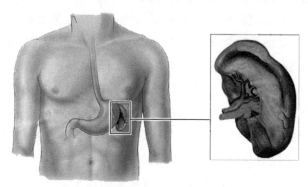

图3-17 脾脏位置和解剖

脾色暗红,质软而脆。左季肋区受暴力时,常导致脾脏破裂。脾是腹部内脏中最容易受损伤的器官,其发病率在开放性损伤中约为10%,在闭合性损伤中为20%~40%。病理情况下(如血吸虫病、疟疾、黑热病、传染性单核细胞增多症、淋巴瘤等)的脾脏更容易破裂。根据病理解剖,脾破裂可以分为中央型破裂(破损在脾实质深部)、被膜下破裂(破损在脾实质周边)和真性破裂(破损累积被膜)3种。

一、病因

主要病因有创伤性脾破裂、自发性破裂和医源性脾损伤3种。创伤性脾破裂占绝大多数,往往都有明确的外伤史,破裂部位主要取决于暴力作用的方向和部位,又可分为开放性和闭合性两类。开放性脾破裂多由刀刺、子弹贯通和爆炸等所致。闭合性脾破裂多由交通事故、坠落伤、左胸外伤和左上腹挫伤等引起。自发性脾破裂极少见,主要发生在病理性肿大的脾脏,多数有一定的诱因,如剧烈咳嗽、打喷嚏或突然体位改变等。医源性脾损伤主要是指手术操作或医疗器械使用不当造成的脾损伤。此损伤一旦发生,将影响手术过程,甚至会因此行脾切除。

二、病理生理

根据脾破裂的临床特点,一般分为Ⅳ级。Ⅰ级,脾被膜下破裂或被膜及实质轻度损伤,脾裂伤长度<5.0 cm,深度≤1.0 cm;Ⅱ级,脾裂伤总长度>5.0 cm,深度>1.0 cm,或脾段血管受累,但脾门未累及;Ⅲ级,脾破裂伤及脾门或脾部分离断,或脾叶血管受损;Ⅳ级,脾广泛破裂,或脾蒂、脾动静脉主干受损。

脾破裂由于病因和损伤程度不同,病理生理变化差异较大。中央型破裂和被膜下破裂,因脾脏包膜完整,出血受到限制,故临床上并无明显内出血征象而不易被发现。如未被发现,可形成血肿而最终被吸收。但有些血肿(特别是包膜下血肿)在某些微弱外力的影响下,可以突然破裂,应予警惕。脾实质深处的血肿也可逐渐增大而发生破裂,少数可并发感染而形成脾脓肿。

真性脾破裂时破损累及脾脏被膜,破裂部位较多见于脾上极及膈面,有时也发生在脏面。当脏面破裂,尤其邻近脾门时,有撕裂脾蒂的可能。这种类型的脾破裂出血量大,患者可迅速发生休克,导致生命危险。真性脾破裂的患者往往出现有效循环血容量锐减及组织灌注不足的病理生理改变,同时还伴随微循环改变、血液流变学改变、细胞代谢改变及器官功能的改变。

三、临床表现

脾破裂的临床症状轻重取决于脾脏损伤程度、就诊早晚、出血量多少及合并伤的类型。出血量少而慢者症状轻微,除左上腹轻度疼痛外,多无恶心,呕吐等表现。随着出血量越来越多,才会出现休克前期的表现,继而发生休克。出血量大而速度快的很快就出现低血容量性休克,出现烦躁、口渴、心慌、心悸、乏力、呼吸急促、神志不清等症状;严重者可因循环衰竭而死亡。由于血液对腹膜的刺激而有腹痛,起初在左上腹,慢慢涉及全腹,但仍以左上腹最为明显。有时因血液刺激左侧膈肌而有左肩牵涉痛,深呼吸时牵涉痛可以加重。

四、辅助检查

(一)血常规检查

可以发现红细胞和血红蛋白下降,呈急性贫血表现,伤后早期也可有白细胞升高,为急性出血反应。

(二)腹部 X 线片

可以发现肋骨骨折,并观察脾脏轮廓、形态、大小和位置改变。

(三)腹部超声

可以显示脾脏轮廓不整齐,表面欠光滑,脾包膜及实质性组织连续性中断,并可见脾脏进行性肿大和双重轮廓影,同时在脾周、肝前间隙、肝肾间隙、左右髂窝可探及液性暗区。

(四)腹部 CT 扫描

CT 检查能清楚地显示脾脏形态,对诊断脾脏实质裂伤或包膜下血肿具有非常高的敏感性和特异性。

(五)放射性核素显像

一般用于病情稳定后或病情复杂时,对了解受损脾脏的功能状况有特殊价值。

(六)诊断性腹腔穿刺和腹腔灌洗

从腹腔内抽出不凝血,是判断内出血最简单易行的方法,积血 500 mL 时阳性率可达 80%。腹腔灌洗用于发现腹腔内少量出血,可提高对内出血诊断的阳性率至 90% 以上。方法是向腹腔内放置一根塑料软管,注入 500~1 000 mL 生理盐水,抽出灌洗液观察其性状并进行生化检测。

(七)选择性腹腔动脉造影

能明确显示脾脏受损的血管和部位,对脾损伤诊断的准确率可高达 100%。一般用于伤情稳定而其他方法未能明确诊断的闭合性损伤。该检查既可以明确诊断,又可以同时进行栓塞治疗。

五、诊断

(一)病史

多有胸部或腹部损伤史,左上腹或左季肋部外伤常致脾脏破裂,尤其是在肋骨骨折时更易发生。有此类损伤时必须想到和排除脾脏损伤。

(二)临床表现

腹痛以左上腹为主,为持续性疼痛,部分患者伴左肩部疼痛。伴有腹膜刺激征,压痛以左上腹为显著,往往伴有轻度肌紧张和明显反跳痛。出血量大时有内出血或出血性休克的临床表现。

(三)辅助检查

包括血常规监测、腹部 X 线片、超声检查、CT 扫描、放射性核素显像、诊断性腹腔穿刺和腹腔灌洗以及选择性腹腔动脉造影,有助于明确诊断。

六、治疗

目前,大家普遍认同的脾脏外伤处理原则:①抢救生命第一,保留脾脏第二;②年龄越小,保脾价值越大;③根据脾脏损伤程度和患者病情选择最佳手术方式,全部或部分地保留脾脏;④不主张保留病理性脾脏。

(一)保守治疗

对于一些包膜下或浅层脾破裂的患者,如出血不多,生命体征稳定,又无合并伤,可在严密监视血压、脉搏、腹部体征、血细胞比容及影像学变化的条件下行保守治疗。主要措施包括:绝对卧床、禁食水、胃肠减压、输血补液、止血、抗炎及对症治疗等,2~3周后可下床轻微活动,恢复后1个月内应避免剧烈活动。住院期间如出现继续出血,应及时手术治疗。

(二)保脾治疗

1.脾栓塞术

脾栓塞可以栓塞脾动脉主干,也可以选择性栓塞脾动脉分支,现在以后者为主。栓塞材料包括明胶海绵、聚乙烯醇颗粒、可脱球囊、无水乙醇、碘化油、鱼肝油酸钠等。脾栓塞术保留了脾组织结构的完整,符合现代外科保留脾脏及其功能的要求。脾部分栓塞术(partial splenic embolization,PSE)降低了全脾栓塞后的严重并发症,同时也可避免脾切除术后导致严重感染。一般在局麻下,于腹股沟下方经皮行股动脉穿刺,选择性插管至脾动脉分支,将栓塞剂注入血管进行栓塞,即可以达到脾部分切除的效果。脾栓塞术后常见并发症有穿刺部位血肿、栓塞后综合征(包括腹痛、发热、恶心、呕吐等)、肺炎、肺不张、胸腔积液、脾脓肿、脾静脉或门静脉血栓形成等。

2.脾破裂修补术

适用于小而浅的脾脏裂口。选择左侧经腹直肌切口或左肋缘下斜切口进腹,吸尽腹腔积血,探查腹腔脏器。如发现脾破裂处大量出血,可以先捏住脾蒂控制出血。充分显露脾脏破裂处后,用不可吸收缝线和肝针间断缝合,打结前可以用明胶海绵或大网膜填塞裂口。缝合裂口时缝线应穿过裂口底部,以免残留无效腔,打结时要松紧适度。缝合完毕后应该仔细检查有无其他裂口,以免遗漏。如果缝合修补失败,应立即行脾部分切除术或全脾切除术。

3.脾破裂物理凝固止血

脾破裂物理凝固止血是通过微波、红外线、激光等物理方法使脾破裂处表面凝固而达到止血目的。该方法可以单独应用,也可与其他保脾手术联合应用。

4.脾破裂生物胶黏合止血

主要是用快速医用 ZT 胶、PW 喷雾胶等生物胶在脾脏裂口处形成薄膜,堵塞血管裂口而止血。主要适用于表浅且未伤及大血管的裂伤。

脾动脉临时阻断可减少脾脏血流量,使脾脏体积缩小、表面张力降低,以利于协同缝合、黏合或其他方法来共同达到止血目的。

5.脾部分切除术

分为规则性和不规则性两种。规则性脾部分切除术主要是指根据脾脏血管的分布规律所施行的脾段切除、脾叶切除和半脾切除术。不规则性脾部分切除术是指根据脾破裂的实际情况,而非一定按照脾脏血管分布规律所施行的脾部分切除术。脾部分切除术主要适用于脾脏某一部分重度破裂,无法缝合修补的情况。目前普遍认为脾切除不应超过全脾的 2/3,否则将不能维持正常脾脏功能。进入腹腔后,探查脾破裂的情况,拟定预切线,切开脾被膜,用电刀或超声刀切断脾实质,所遇血管钳夹离断,近心端用丝线双重结扎。断面可用肝针和不可吸收缝线间断缝合。有空腔脏器损伤时不应行脾部分切除术。

6.脾破裂捆扎术

脾破裂捆扎术是通过压迫脾脏周边,减少脾门向裂口的供血,从而达到止血目的。手术方法是用肠线沿脾脏的横轴与纵轴进行多道捆扎,捆扎后肠线形成"♯"形分布,应有捆扎线靠近裂口或跨越其上,从而达到压迫止血的目的。对捆扎止血效果不理想的,可用明胶海绵或大网膜填塞裂口之后再行捆扎。

(三)自体脾组织大网膜内移植

脾脏功能的重要性越来越多地被认识,自体脾组织大网膜内移植对行脾切除术后保留脾脏功能有重要意义。通常将相对完整的 1/3 脾脏剪切成硬币大小的脾片,再将脾片缝合固定在大网膜内放回腹腔。该方法可以减少 OPSI 和血栓形成的发生率,但应根据患者综合病情制订方案,必须遵循生命第一、移植脾片第二的原则。另外,移植脾片的大小和数量也是手术成败的关键,移植脾片太多会引起腹腔粘连,数量太少又不能有效发挥脾脏功能。通常将相对完整的 1/3 脾脏剪切成硬币大小的脾片,移植数量从 5 片、10 片至几十片到 100 余片,报道不一,尚无统一标准。

(四)脾切除术

对于开放性脾损伤,合并空腔脏器破裂的脾损伤,病理脾自发性破裂,年老体弱、全身情况差,不允许行保脾手术的情况,应行急症脾切除术。脾切除术可以分为开腹手术和腹腔镜手术。

1.开腹脾切除术

可以选用上腹正中切口、左旁正中切口、左肋缘下斜切口等。进腹后,首先用手指捏住脾蒂,控制出血,同时吸尽腹腔内游离血液,清除血凝块,确认脾损伤程度。探查中如果发现脾脏裂口内有血凝块,切勿取出,以防增加出血。经简单分离后用粗线或血管钳阻断脾蒂,将脾脏由腹腔左外侧翻向内侧,并托出腹壁切口外,在脾窝内置入纱布垫,防止脾脏回缩。向下分离脾结肠韧带,所遇血管结扎后切断,游离脾下极;分离脾肾韧带,再向上分离脾上极的脾膈韧带;分离脾胃韧带,结扎切断胃短血管及其分支,直至脾上极。脾脏游离后,将其托起并仔细分离胰尾和脾蒂,用血管钳钳夹脾蒂,切断脾蒂,移除脾脏,脾蒂残端先用 7 号丝线结扎,再用 4 号丝线贯穿缝扎。如果脾脏动、静脉较粗大,需将其分别结扎后再切断。腹腔彻底止血后,于脾窝处放置腹腔引流管一根,关腹术毕。若脾脏较大时,则不需将脾脏托出切口外,上述操作全部在腹腔内进行。

2.腹腔镜脾切除术

腹腔镜技术已经越来越多地应用于腹部外科急诊手术中,当发生脾脏破裂时,如果患者生命体征平稳,心肺功能无明显异常,能够耐受 CO_2 气腹,则可以考虑行全腹腔镜下脾切除术或手助腹腔镜下脾切除术。

(1)体位与套管位置:患者取头高右倾体位,监视器置于患者头侧,术者、扶镜手及第一助手均位于患者右侧,术者居中,扶镜手位于其右侧,第一助手位于其左侧。取脐与左肋缘中点连线的中点放置 10 mm 套管(A 点)为观察孔,建立气腹后在腹腔镜直视下于剑突左侧肋缘下 2 cm 处放置 5 mm 套管(B 点)及左腋前线肋缘下 2 cm 处放置 12 mm 套管(C 点)为主操作孔,剑突右侧肋缘下 2 cm 处放置 5 mm 套管(D 点)为辅助操作孔。(图 3-18 和图 3-19)

如果施行手助腹腔镜下脾切除术,则首先作上腹正中切口或右侧腹直肌旁辅助切口,长度约为 6 cm,置入蓝碟手助器,术者左手置入患者腹腔后,再放置观察孔及操作孔套管。

(2)探查腹腔:首先吸尽腹腔内游离血液和血凝块,探查脾脏的膈面、脏面、上极、下极和脾门等处,找到出血部位。脾脏探查完毕后,还应探查其他脏器有无损伤破裂。

(3)阻断脾动脉:用超声刀或双极电凝刀自幽门下方向胃近端离断胃结肠韧

带、脾胃韧带和胃短血管,在胰尾上缘游离暴露脾动脉主干,用丝线结扎阻断,或用血管夹夹闭,不必切断。

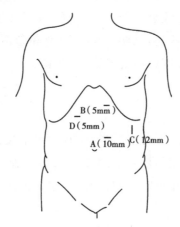

图 3-18 全腹腔镜下脾切除术套管位置

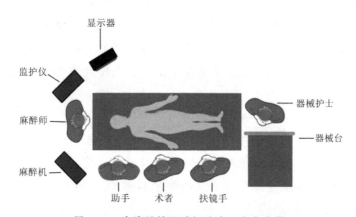

图 3-19 全腹腔镜下脾切除术手术室布局

(4)处理脾脏韧带:切除脾脏:通常从脾脏下极开始,用超声刀分离脾结肠韧带、脾胃韧带中下部及脾肾韧带,显露脾蒂。第一助手将脾下极抬起,在脾门处自下而上逐支分离出脾蒂血管分支,用丝线结扎或用血管夹夹闭后离断。最后处理胃脾韧带上部及脾膈韧带,移除脾脏。处理脾蒂时也可以用腔内切割缝合器夹闭并离断脾动静脉。腹腔彻底止血后,于脾窝处放置腹腔引流管一根,关腹术毕。

七、术后处理

(一)术后注意事项

术后应严密观察血压、脉搏、呼吸和引流液性状,注意有无活动性出血、胰漏、胃肠漏等并发症。动态监测血小板数量,如血小板过高应及时给予抗凝治疗,避免长时间卧床导致的下肢深静脉血栓形成。给予液体支持和营养支持,应用抗生素预防感染,对儿童及衰竭患者要注意 OPSI。患者清醒后应取半卧位,鼓励并协助患者深呼吸和咳痰,以防止膈下积液和肺部感染的发生。排气后可以拔除胃管,从流质饮食过渡到半流质饮食、普食。

(二)术后并发症防治

1.出血

术后腹腔内出血一般发生在术后早期,常为术中止血不彻底、结扎线脱落或凝血机制障碍引起的手术创面渗血。对于肝硬化和血液病患者,应针对性地纠正凝血功能。对于怀疑结扎线脱落的患者,应立刻再次手术止血。

2.上消化道大出血

对于肝硬化门静脉高压症患者,脾切除术破坏了门体静脉间的侧支循环,使门脉系统的血流更为集中地经过胃冠状静脉流向胃底和食管下段,更容易发生食管胃底静脉曲张破裂、门脉高压性胃炎、应激性溃疡,从而导致严重的上消化道大出血。首选治疗方案是保守治疗,补足循环血量,应用抑酸药和垂体加压素,放置三腔二囊管压迫止血等。条件允许时也可行内镜治疗或介入治疗。

3.肺部感染

患者术后往往因疼痛而使膈肌活动受限,导致左膈下积液感染,并引起胸腔内炎症反应、肺不张,继发肺部感染。主要临床表现是咳嗽咳痰、持续发热、呼吸不畅等。预防措施主要是术中减少对膈肌的刺激、术后取半卧位、鼓励患者咳嗽咳痰以及深呼吸、及时处理膈下积液。

4.膈下积液、腹腔感染

膈下积液感染的主要原因是术中胰腺损伤、止血不彻底、术后引流不通畅及患者免疫功能低下等。其临床表现为持续高热、左季肋区疼痛等。预防措施有术中彻底止血、避免损伤胰尾、保持引流通畅、使用有效抗生素等。如果已经形成膈下脓肿,可以在 B 超或者 CT 引导下穿刺置管引流。

5.脾热

脾切除术后 2～3 周,患者持续低热,体温波动在 38 ℃左右,常常可自行缓解。脾热的发生机制尚不明确,可能与脾静脉血栓形成、腹腔包裹性积液、免疫因素等有关。对这些患者首先要排除全身性感染,其次要排除局部感染,如切口感染、膈下感染、肺部感染等常见术后并发症。对于脾热症状不明显者,可采取精神安慰及对症治疗,发热多可自行消退。对于体温较高,持续时间较长者,可以首选足量广谱抗生素,短期应用观察疗效。如效果不明显,可加用适量肾上腺皮质激素。如效果仍不满意,可试用中医中药调理或全面停药观察。

6.血栓形成

脾切除术后血小板迅速升高,一般在 2 周达到高峰。血小板数升高至 $600×10^9$/L 时为血栓形成危险因素,栓塞发生于肠系膜上静脉、门静脉残端及主干时可造成严重后果。临床表现多为上腹疼痛,恶心、呕吐、发热、血便等。脾切除术后应常规监测血小板,及时给予肠溶阿司匹林、潘生丁等药物处理。静脉血栓形成多用抗凝、祛聚治疗,肠系膜上静脉血栓形成应根据病情积极予以介入或手术治疗。

7.伤口感染

部分患者由于免疫功能低下、营养状况不良,易发生伤口感染、全层或部分裂开。主要预防措施是及时改善患者营养状况,重视伤口换药,发现感染后及时充分敞开引流,治疗糖尿病等合并症。

8.肠梗阻

脾切除术后,因腹腔内积血积液、脾窝空虚、下床活动时间晚等原因,可导致肠粘连、肠梗阻的发生。患者主要表现为恶心、呕吐、腹胀、腹痛、排气排便减少或停止等症状。治疗措施以胃肠减压、禁饮食、灌肠等保守治疗为主,如果肠梗阻症状不能缓解,则应该考虑手术治疗。

9.肝性脑病

重症肝硬化患者,由于术前就存在肝功能不良、黄疸、腹水等症状,又遭受大量失血、手术应激等因素的影响,极易诱发肝性脑病,以内科治疗为主。

10.脾切除术后全身性凶险感染(OPSI)。

OPSI 的发病率因不同脾切除原因而异,外伤所致脾切除的 OPSI 发病率最低(0.5%～1.0%),血液系统疾病所致脾切除的 OPSI 发病率最高(1%～25%)。OPSI 在切脾后数天至终生均可发病,但多在术后2～3 年。儿童易患,主要是婴幼儿,其发病率虽然不高,但发病急、死亡率高。OPSI 的临床特点是起病隐匿、发病突然、来势凶猛,症状包括骤起寒战高热、头痛、腹泻、恶心、呕吐、昏迷、休克、弥漫性血管内凝血(DIC)和多器官功能障碍综合征(MODS)等。50%患者的致病菌为肺炎球菌,其次为奈瑟脑膜炎球菌、大肠埃希杆菌、流感嗜血杆菌。对已诊断为 OPSI 的患者,应及时进行细菌培养及药敏试验,同时给予积极有效的抗感染、抗休克治疗,维护重要脏器功能,可以获得较好的疗效。为预防脾切除术后 OPSI 的发生,在坚持"抢救生命第一,保留脾脏第二"的原则下尽量保留脾脏(特别是儿童)已被越来越多的外科医师所接受。应缩小全脾切除术的适应证,提倡脾修补术、脾脏部分切除术及脾脏移植术等保脾手术。另外,预防 OPSI 可用多价肺炎球菌疫苗,丙种球蛋白以及中药(如人参、黄芪、白花蛇舌草等)。

八、延迟性脾破裂

延迟性脾破裂(delayed rupture of the spleen,DRS)是创伤性脾破裂的一种特殊类型,临床上不多见。DRS 的临床诊断标准是腹部钝性创伤后(48 小时内,隐匿期)无腹内损伤的临床证据,或 B 超等特殊检查正常,后来又发生脾破裂。DRS 出现症状的时间距离受伤时间长短不一,大部分患者在受伤 2 周内,个别病例长达数周或数月,甚至更长。DRS 早期症状不典型,病情变化快,如果不能得到及时有效的诊治,病死率较高。

DRS 多见于交通事故、钝器伤、坠落伤、挤压伤、摔伤等。其发生机制可能有:①脾实质损伤而脾包膜完整,包膜下出血及血肿经过一段时间后张力增大,包膜破裂,出现腹腔内大出血。②脾包膜裂伤后,局部血凝块与周围组织嵌顿包裹裂口,在轻微外力影响下,血凝块脱落,导致腹腔内大出血。③脾包膜破裂较小,出血少,持续一段时间后才表现出腹腔大出血症状。

DRS 的临床表现往往有左上腹疼痛、左肩放射痛,深呼吸时加重,另外可以出现脉搏细速、皮肤苍白、四肢厥冷、尿量减少、烦躁不安、神志模糊等休克表现。也有患者在轻度左季肋部或左上腹外伤后局部疼痛或体征很快消失,或轻度损伤后无明显不适,而在伤后 2 周左右因咳嗽、喷嚏等腹内压突然增高,或无任何先兆而突然出现全腹剧痛、休克等脾破裂症状。DRS 容易发生诊断延迟和误诊,应注意以下几点:①左上腹及左季肋区有外伤史的患者,应在伤后密切观察病情变化,定期监测血常规等常规指标。②定期检查血压、脉搏,进行体格检查,了解腹部体征。③动态监测 B 超、CT 等影像学表征,B 超简便易行,是 DRS 的主要检查方法,可发现脾脏背面覆盖一层不均等回声组织带,与脾脏界限清楚,是包膜下积血和血凝块的反射层,称为超声"被覆征",是脾破裂出血,尤其是 DRS 的特有图像;CT 检查能更准确地评估脾脏损伤程度及部位。④借助其他检查来完善诊断,包括选择性腹腔动脉造影、诊断性腹腔穿刺和腹腔灌洗等。⑤有条件的医院也可以用腹腔镜进行探查,其优点是直观可靠,并且可以同时采取有效的治疗措施。

DRS治疗需根据脾脏损伤程度决定,主要分为保守治疗和手术治疗。保守治疗包括绝对卧床休息、暂禁食,禁止增加腹压的咳嗽与排便,维持正常血容量,必要时输血治疗,另外给予抗感染、止血药及对症治疗。定期监测血压、脉搏、尿量、血常规、B超、CT等项目,严密观察病情变化及腹部体征。通过动态观察评估病情变化及保守治疗效果。若病情加重应及时手术治疗。因保守治疗疗效不确定且治疗时间较长,选择保守治疗时应充分告知患者及家属利弊。手术治疗主要包括脾修补术、脾部分切除术、脾动脉结扎术及脾切除术等。对生命体征平稳、血流动力学稳定的患者,有条件的医院可以开展腹腔镜下手术治疗,但术中必须注意气腹压力不宜过高,以免造成气体栓塞。在诊治腹部外科急症患者时应重视DRS的可能性,提高警惕。

九、医源性脾损伤

主要指手术操作或医疗器械使用不当造成的脾损伤。医源性脾损伤多发生于食管癌、十二指肠溃疡、胃溃疡、胃癌、结肠癌、胰腺肿瘤等手术中。引起医源性脾损伤的原因主要有麻醉效果不理想,手术视野暴露不良;拉钩用力不当或角度不适;特殊的体形与体位。医源性脾损伤多数在术中或手术结束检查腹腔时发现,也有极少数病例是在关腹后发现。其治疗同样遵循"抢救生命第一、保留脾脏第二"的原则。其次应根据脾脏损伤的程度进行适当处理,切忌为避免医疗纠纷而对重度脾破裂的患者行保脾手术,从而导致更严重的后果。医源性脾损伤的治疗包括脾脏局部电凝、脾动脉结扎、生物胶粘合、大网膜或明胶海绵填塞、脾部分切除或全脾切除术等。对于医源性脾破裂的预防应注意术野暴露清楚、精细轻柔操作;术中维持良好的麻醉状态;拉钩牵拉适度,及时调整角度;手术全程应时刻注意保护脾脏。

第三节 肝脏和胆道外伤

肝外伤在战争时期占腹部外伤的20%左右。在战时最常见的腹部外伤中,其发生率仅次于小肠和大肠外伤而居第三。绝大多数是弹片伤和枪弹伤。由于弹片的穿入力比枪弹小,对肝组织和血管的破坏程度亦较轻,伤后立即死于战场的较少,故肝的弹片伤员比枪弹伤员多。在和平时期,肝外伤亦约占腹部外伤的

20％。近年来闭合性损伤明显增多。其中车祸造成的闭合性肝损伤约占72％，而坠落伤和运动伤分别仅占12％和5％。

一、分类与分级

(一)分类

1.开放性损伤

由锐性外力如穿刺伤、弹片伤或枪弹伤等所致。

2.闭合性损伤

由钝性外力如撞击、挤压、爆震和坠落等使肝直接遭到冲击，或受到间接对冲力量而破裂，腹壁并无伤口沟通。

战时以开放性损伤较多见，平时则以闭合性损伤较多见。

(二)分级

AAST 分级法是目前较为通用的分级方法，1994 年美国创伤外科学会(AAST)在原有的分级基础上，以手术或 CT 表现为依据，将肝外伤进行了更详尽、明晰的分级，为肝外伤治疗提供了较客观的依据，是一种较适合临床应用的分级方法。AAST 分类Ⅲ级以上肝脏损伤即为严重损伤(表 3-1)。

表 3-1　肝损伤 AAST 分级

分级 *		损伤情况
Ⅰ	血肿	肝包膜下、不扩展、<10％肝表面积
	裂伤	包膜撕下、无出血、肝实质深度<1 cm
Ⅱ	血肿	肝包膜下、不扩展、10％～50％肝表面积
		肝实质内、不扩展、直径<10 cm
	裂伤	包膜撕裂、活动性出血、深度 1～3 cm、长度<10 cm
Ⅲ	血肿	肝包膜下、扩展性或>50％肝表面积
		肝包膜下血肿破裂并有活动性出血
		肝实质内、扩展性或直径>10 cm
	裂伤	肝实质深度>3 cm
Ⅳ	血肿	肝实质内血肿破裂病有活动性出血
	裂伤	肝实质破裂累及 25％～75％的肝叶或同一肝叶中 1～3 个肝段
Ⅴ	裂伤	肝实质破裂累及肝叶>75％或同一肝叶中超过 3 个肝段
	血管伤	近肝静脉损伤(肝后下腔静脉、主肝静脉)
Ⅵ	血管伤	肝脏撕脱

注:肝脏有多处伤时分级增加 1 级。

二、病理生理

肝外伤的病理生理改变以出血、失血性休克和胆汁性腹膜炎为主。渗漏的胆汁不仅引起细胞外液的过多丢失,加重休克,还可引起继发性感染和出血。战时肝外伤主要为弹片伤、枪弹伤之类的开放性损伤,平时则多为闭合性损伤。刃器伤造成的肝实质损伤一般较轻。而肝门部的大血管、下腔静脉和肝静脉损伤时,虽然肝组织损伤不重,但由于出血速度快,出血量大,常在短时间内导致伤者死亡。开放性损伤的组织破坏,主要在伤道周围,距离伤道较远的肝组织多保持正常。而闭合性肝损伤可发生肝脏多处裂伤,或肝脏表层组织保持完整,但内部损伤严重,常引起坏死、延迟出血、胆汁漏、感染等并发症。

除肝脏本身伤情外,合并伤是影响肝外伤死亡率的又一重要因素,合并损伤的脏器数目和伤处越多,死亡率越高。其他脏器的合并伤除其本身正常功能受到影响外,势必进一步加重创伤后全身脏器功能和代谢障碍,延长伤者的恢复过程。如同时伴有颅脑、肺部、胰腺等重要脏器损伤,则影响更为明显,增加了伤情复杂性和治疗难度,并发症亦多,常可引起病情的不可逆性发展而致死。

出血是肝外伤致死的主要原因。第一次世界大战期间,因受到当时外科学水平的限制,肝外伤的总死亡率超过60%。第二次世界大战期间,由于抗休克和外科手术技术的进步,肝外伤的死亡率下降至27%。朝鲜战争和越南战争期间,美军肝外伤的死亡率进一步下降到14%和8.5%,这与及时转送(用直升机等)和早期手术有直接关系。和平时期肝外伤的总死亡率在10%左右。

三、临床表现

肝脏位于右上腹部,凡遇有右下胸部或右上腹部的外伤,都有可能伤及肝脏。肝外伤的主要临床表现是腹腔内出血、休克和腹膜刺激症状。如合并其他脏器损伤,则临床表现更为复杂,故应在短时间内全面认真地检查,综合分析伤情,以免顾此失彼,贻误诊断及治疗。肝外伤的临床表现因损伤的程度、部位而有所不同。

(一)表浅裂伤

肝脏表浅裂伤出血和胆汁外渗都不多,常在短时间内自行停止,故其临床表现往往较轻,很少影响循环血量和发生休克。一般仅有右上腹疼痛,腹部体征亦较轻微,可有轻度腹膜刺激症状。上腹部疼痛范围可随时间推移而逐渐缩小。

(二)中央型肝挫裂伤或贯通伤

因常有广泛的肝组织碎裂和肝内较大血管、胆管断裂,腹腔内出血与胆汁渗漏量大,表现为剧烈腹痛和休克,常伴有恶心、呕吐等消化道症状。体格检查有面色苍白、脉速、低血压,腹部明显压痛、腹肌紧张和反跳痛,肝区叩击痛,肠鸣音减弱或消失等。腹腔内大量积血时可出现明显的移动性浊音。伤后如未得到及时救治,伤情随时间推移而加重。

(三)严重破裂伤合并大血管破裂

肝脏严重破裂或合并肝门部大血管、下腔静脉破裂者,出血迅速而量大,伤员往往在短时间内即出现严重休克,脉搏细速、呼吸困难,意识障碍,腹部逐渐隆起等表现。由于伤情在短时间内迅速恶化,往往未及救治而死亡。

(四)肝包膜下血肿或肝实质内血肿

肝脏损伤但未引起腹腔内出血,故临床表现可不典型。但仍具有以下特点:在较轻的损伤后有较轻但持续的上腹部疼痛;右上腹部有轻度或中度的压痛,反跳痛和肌紧张不明显;经过一般处理和休息后,伤情可能一度好转,但不易消失;腹腔穿刺可能无血液;血肿部位多在肝右叶前外侧,体检可触及右上腹痛性包块;肝实质内血肿还可穿破至肝内胆管发生胆道出血。

(五)其他脏器合并伤

对肝外伤的患者应注意有无其他脏器合并伤。伴随肝开放性损伤的其他损伤多达 63%,多数为胃肠道损伤。在肝脏闭合性损伤中,伴随损伤达 4%～15%,其中横膈破裂占 3%～9%。应特别注意胸部损伤、心脏压塞及腹部其他脏器损伤。胸心外伤所致急性功能障碍,如窒息、开放性或张力性气胸引起的呼吸衰竭、心脏压塞等,可引起循环衰竭直接致死,必须立即抢救。合并有挤压伤常易发生急性肾衰竭,伴有多发伤或大管状骨骨折时还可并发急性呼吸窘迫综合征。对其他部位损伤如脑外伤、骨折等患者,有不易解释的低血压甚至休克,应立即想到有腹腔内出血的可能,肝、脾破裂是最常见的原因。

四、诊断

(一)诊断要点

肝外伤的诊断主要依靠临床检查和综合判断。右上腹部或右下胸部的外伤都有发生肝外伤的可能。诊断须从以下几个方面进行判断:①是否有肝外伤;②腹腔内出血是否仍在继续或已经停止;③肝外伤的严重程度和大致分级;④是否存在合并伤;⑤是否伴有其他腹腔内脏器损伤;⑥是否需要立即手术治疗。现代影像学检查虽然常能提供准确的信息,但在紧急情况下并不都能实施。但是对于某些严重的肝外伤,经积极救治,伤情暂时稳定后,为准确掌握伤情进行后续处理,影像学检查是不可缺少的。

(二)外伤史

对于开放性损伤,根据伤口部位及伤道方向,诊断肝外伤多无困难,手术治疗的指征亦很明确。但对于闭合性肝外伤,诊断有时比较困难,特别是在严重创伤和多发伤时,抢救过程中往往注意颅脑、心肺方面的表现,腹部体征不明显而易于忽略,以致延误诊治。

(三)症状和体征

观察患者的腹痛、腹胀、腹膜刺激征、移动性浊音以及有无休克等,以判断肝脏损伤程度。肝表浅裂伤往往临床表现较轻,损伤较重且失血量多的患者可有脉快、低血压、脉压减小、皮肤苍白湿冷等表现,腹部有明显触痛和腹肌紧张,并有反跳痛,可有移动性浊音。包膜下及中央肝破裂由于未引起血容量明显减少,临床表现经常不典型。伤员通常仅有右上腹痛,无明显休克症状,体征一般较轻,有时可触到肿大的肝脏和包块。

(四)腹腔穿刺

对诊断肝破裂是有价值的方法,安全简便,不受医疗条件限制,并可反复进行。无论是成人还是小儿肝外伤,腹腔穿刺阳性率均可达 90% 以上。特别是有多处伤而腹部体征尚不够明显时,腹腔穿刺可帮助作出腹腔内出血的诊断。如能抽出不凝固的血液,即为阳性。如腹腔内积血量少,一次抽吸不一定有阳性结果,这时应活动穿刺针,改变方向抽吸,或变更穿刺部位重新穿刺,切忌在同一部位反复穿刺。在 B 超引导下穿刺抽吸腹腔内液性暗区,可提高穿刺阳性率。

(五)超声检查

目前常作为首选影像学检查方法,因其无损伤且可重复,伤情较重不宜搬动伤员时可在床旁进行,能作出迅速准确的诊断。肝外伤超声检查的主要表现为①真性破裂:肝脏外形增大,形态不规则,轮廓线中断;包膜不完整、断离、缺损,断离口周围常伴有不规则混合性强回声区,边界模糊;肝实质内可见强弱不均的杂乱回声,与正常肝组织无明显分界,损伤早期表现为不规则模糊的絮状、云雾状或斑块状强回声,随着时间的延长,病灶密度逐渐变为低回声或无回声液性暗区;肝肾间隙探及不等量的无回声区。②被膜下破裂:肝脏大小、形态正常,内部回声均匀,肝包膜强回声亮线与肝实质间出现无回声区,呈棱形改变,随着时间的延长,血肿机化时呈较强回声。③中央型破裂:肝脏肿大,形态异常,但包膜完整,内部回声紊乱,肝实质内出现不规则的液性暗区及强弱不均的回声区,边界欠清晰。以增强 CT 扫描证实的腹部创伤为基准,目前普通超声对腹部创伤诊断的灵敏性、特异性以及阳性率分别可达 70.2%、59.2% 和 74.7%,而增强对比超声(CEUS)分别可达 96.4%、98% 和 98.8%。CEUS 对活动性出血的诊断灵敏度可达 74.6%,与增强 CT 扫描并无差异。

尽管超声检查对肝损伤的确诊率较高,但患者伤后急诊检查,腹腔气体、胃肠内容物、膈面肺气或皮下气肿都可对检查产生干扰,受伤后因疼痛而采取的强迫体位、检查前未做准备、操作人员技术不熟练等也会影响超声检查结果。对临床怀疑有肝脏损伤的患者,首次超声检查可能出现假阴性,应动态观察,防止迟发性内脏破裂,有条件者可行 CT 检查。肝脏膈顶部、后叶、左外叶上段及肝门部损伤因肺部气体,肝门部管腔图像复杂,胃、十二指肠内气体以及左肝外侧上段肋骨遮盖等的影响,超声检查易误诊和漏诊。肝中央型破裂声像图易与肝血管瘤、肝脓肿、肝癌等混淆。对于严重的肝脏外伤,超声检查往往不能准确发现肝脏实质和血管的损伤,对于循环稳定的患者,还需要 CT 扫描。

(六)CT 扫描

CT 扫描是诊断腹部损伤的标准手段,同时为确定治疗原则和方法提供详实的影像信息。全身扫描比针对具体器官的扫描更具应用价值,并可节省多科治疗团队的时间。CT 扫描也为肝脏外伤的非手术治疗发展提供了依据。CT 检查的优势:①可以判断肝脏损伤的严重程度及分级。②显示腹腔内积血,并可估计失血量。③增强扫描可了解肝破裂处是否继续活动性出血以及具体出血部位。④明确腹腔和腹膜后有无其他脏器损伤。⑤用于观察肝外伤的并发症,如胆漏、延迟出血、腹腔脓肿等。⑥在病情稳定后行 CT 检查有助于明确伤情及进一步治疗。

虽然 CT 扫描是检查肝外伤的金标准,但 CT 存在电离辐射、造影剂肾损伤等风险,且在大多数医院,CT 检查需要搬动伤员,对于循环不稳定的伤员可能无法实施。通常应在争取循环稳定的情况下尽量行 CT 增强扫描,肝实质裂伤多数密度低于正常肝实质,如果损伤区不强化则说明局部肝实质血供丧失或肝坏死可能,如果损伤区强化则说明血运良好。尤其当强化程度和肝实质一样时,则预后较佳,即在较短时间内损伤可愈合。不增强的肝叶、段提示此叶、段动脉断裂或栓塞,愈合时间较长,少数甚至会发生肝坏死。

(七)选择性肝动脉造影

选择性肝动脉造影可以帮助了解肝损伤的全面情况,但由于其检查过程较复杂,须具备特殊设备与技术,需要搬动伤员,而且检查结果对手术治疗无更大的帮助,故一般不作为急诊伤员的手术前检查项目。

(八)其他检查

包括诊断性腹腔灌洗、胸部平片和腹部平片检查等,但都不能对肝外伤做出准确的定性和定位诊断,还需结合以上辅助检查或临床表现判断。诊断性腹腔灌洗已经很大程度上被超声检查和 CT 取代,诊断性腹腔穿刺比腹腔灌洗更为常用,而后者多用于腹腔出血量少,穿刺难以确认的情况,腹腔出血也并不是绝对手术指征。腹腔灌洗也会干扰随后 CT 扫描结果的分析。

五、治疗

(一)急救处理

1.紧急措施

对于轻度肝脏挫伤、裂伤或包膜下血肿的伤员,应绝对卧床,避免过多搬动,以免增加失血量,加重休克。保持呼吸道通畅,必要时可作气管插管或气管切开。保持充分供氧,吸氧可增加动脉血含氧量,有利于减轻组织缺氧状态,给氧量为每分钟 3～5 L,并可适当应用镇静剂,保持伤员安静。

2.迅速建立输液通道

肝外伤伤员应迅速建立至少 2 条以上良好的输液通路,且均建立在上腔静脉分布区。通常选用上肢静脉、锁骨下静脉或颈内静脉,后两者输液通道口径大,能保证抢救时所需的输入量,且可监测中心静脉压(CVP)。输液部位忌用下肢大隐静脉,因肝外伤可能合并有下腔静脉损伤,手术时搬动肝脏或压迫肝脏裂伤出血时可能压迫下腔静脉,在处理大血管时往往需暂时阻断下腔静脉,这些原因均妨碍下腔静脉的回心血量,或导致输入的液体漏出血管外,影响输血、输液效果。

3.抗休克治疗

肝外伤的失血量大,快速及时地输血是成功治疗严重肝外伤的关键。一般可根据监测指标来估计血容量和微循环情况,以调节补液量和速度,以 CVP 变化来调节补液量则更为可靠。输液时避免大量使用代血浆制剂,因其缺乏携氧能力、凝血物质及蛋白质。还要注意输入大量库存血可能发生凝血功能障碍。

血源缺乏时,术中将腹腔内的积血回输有一定价值。回输血量以 1 000～1 500 mL 为宜,必须是无污染和损伤时间短的血液。伤及大血管的肝脏闭合性损伤,或虽属枪弹伤,但因其污染轻微且未合并空腔脏器穿孔者,腹腔内的大量出血经过滤后可用于自身输血。大多数肝脏开放性损伤,污染一般较为严重,并常合并有多脏器伤,不宜作自身输血。

一般伤员宜在抗休克同时施行手术。若伤员在入院时已处于休克状态,应先予输血、输液,使血压回升后施行手术。若伤情严重,输入 1 000 mL 血液后血压及一般情况无明显改善,应立即施行手术止血,才能纠正休克,改善伤员状况。但此时手术风险甚大,伤员在麻醉下及手术中发生心跳停止的可能性很大,应做好抢救准备。

(二)非手术治疗

通过对近 1/4 世纪以来肝外伤治疗的总结发现,对于生命体征稳定的伤者,非手术治疗已成为金标准;对于需要手术处理的伤者,也可以考虑行微创治疗。非手术治疗的选择,应以临床表现和 CT 所见,以及是否存在其他损伤为依据。血流动力学稳定、无腹膜炎征象是非手术治疗的绝对必需条件,严密动态的临床评估是非手术治疗成功的基础,遗漏或延迟腹内脏器损伤的诊治会导致严重并发症,甚至死亡。

结合腹部临床表现和 CT 所见,几乎可以为所有内脏损伤提供可靠诊断或高度可疑诊断。重要的 CT 发现包括:肠壁增厚,无法解释的腹水,游离气体,肠系膜断裂。对于提示损伤的可疑病例,在数小时后应重复行 CT 扫描。

1.常规处理方法

选择非手术治疗的、严重的肝脏损伤(Ⅲ~Ⅴ级)患者必须进入重症监护病房(ICU),密切观察生命体征和血红蛋白,并且频繁检查腹部情况。对严重的肝脏损伤、肝实质内出现造影剂(云雾状影),或者腹腔明显游离血液积聚,在血流动力学不稳定发生前或输血之前应考虑及早应用血管介入造影栓塞术。非手术治疗的失败定义为:尽管患者已行血管介入造影栓塞术,仍发展为血流动力学不稳定,出现腹膜炎体征或腹腔间隔室综合征。这些患者需要剖腹探查手术控制损伤。

创伤后的最初 2~3 天,患者需要在 ICU 监护和严格卧床休息。如不伴有其他脏器损伤,此后可转到普通病房,并逐步下地活动。肝脏损伤的性质和严重程度决定在多长时间内避免剧烈体力活动。大多数肝脏创伤患者应避免剧烈体力活动约 6~8 周。但对于广泛肝实质损伤、大的包膜下血肿或肝内血肿,其自然病史和进展并不清楚。这些损伤有时在外部损伤后扩大、破裂或压迫周围组织,因此需要更长的观察才能决定何时恢复日常活动。重复 CT 扫描有助于判断肝损伤好转和决定恢复正常生活的时间。所有严重肝脏损伤患者在恢复活动之前必须进行 CT 扫描以重新评估。

2.选择性肝动脉造影栓塞术

选择性肝动脉造影栓塞术已成为多学科治疗肝外伤的组成部分,登顿(Denton)曾报道一例Ⅴ级肝外伤合并肝后腔静脉损伤的患者,在经过肝脏包裹(perihepatic packing,PHP)暂时止血后,通过肝动脉栓塞以及经肝放置静脉支架后成功治愈。最近报道肝动脉栓塞控制出血成功率在 68%～87%,减少了输血量以及手术治疗的概率。勒托布隆(Letoublon)报道 23 例接受动脉栓塞治疗的严重肝外伤(Ⅲ～Ⅴ级)患者,13 例为受伤初期立即接受栓塞治疗,其中 3 例只进行栓塞治疗后痊愈,其余 10 例在栓塞后 1～100 小时内又接受了开腹手术,5 例是因为腹腔高压或腹腔间隔室综合征(ACS),3 例是因为感染性腹膜炎,1 例为胆漏,1 例为肝包膜下血肿。手术包括 3 例开放手术和 7 例腹腔镜腹腔引流术,其中 8 例在术中未见肝脏出血。6 例为开腹术后栓塞治疗,1 例无并发症痊愈,5 例发生并发症包括 ACS、区域性肝脏坏死肝脓肿和缺血性胆囊炎等。4 例为创伤后 2～22 天行栓塞治疗,病因均为假性动脉瘤破裂出血或有出血可能。23 例患者均痊愈出院,有学者认为,对于严重肝外伤患者,只要患者循环稳定或经治疗后稳定,动脉栓塞已成为初期保守治疗措施的重要组成部分,同时也是初期止血措施的第一选择。

3.非手术治疗的并发症

(1)持续出血:肝脏持续出血是肝外伤保守治疗最常见的并发症,发生率在0%～9%,持续出血是外科干预的主要指征,也是保守治疗失败的常见原因。首先要区分是持续活动性出血还是延迟出血。延迟出血往往是由于原有肝脏裂口扩大,延伸到中央血肿而引起,也可能是假性动脉瘤与血肿或胆汁瘤相通引起。常表现为突发疼痛加重、输液量增加和肝功能异常,最好的影像诊断是螺旋 CT。大多数出血的患者可以用血管造影栓塞术安全治疗,少数需要手术治疗。

(2)腹腔间隔室综合征(ACS)。

(3)其他并发症:包括胆汁瘤、胆瘘、脓肿、假性动脉瘤、动静脉瘘、胆道出血、胆管狭窄、继发于下腔静脉被肝脏血肿压迫的布-加综合征。大多数的并发症可以经穿刺引流或血管栓塞术治疗,很少需要手术治疗。

目前,美国非手术治疗钝性肝脏外伤的比例已达到 86.3%,而且从单一肝外伤来分析,91.5%的Ⅰ～Ⅱ级、79%的Ⅲ级、72.8%的Ⅳ级以及 62.6%的Ⅴ级肝外伤均可经非手术治疗治愈。因此即使程度很重的肝外伤,也有可能通过非手术方法得到很好的治疗。

(三)手术治疗

1.手术时机和原则

根据肝损伤的情况、有无合并伤和休克程度等决定手术时机。手术适应证：①肝损伤较重，但在致伤早期休克程度较轻，经适当输液或输血后伤情较稳定即可手术；②经抗休克治疗，短时间内输血1 000~2 000 mL后休克仍不能纠正，说明肝脏损伤出血严重，此时须在加强抗休克治疗同时立即手术；③非手术治疗过程中，一旦出现伤情变化，如血压不稳定、心率加快、腹胀和腹膜刺激症状加重，应立即手术治疗；④合并腹腔其他脏器损伤。

肝脏外伤的手术原则包括对受创肝脏的清创、止血、消灭无效腔、缝合创缘和充分引流。部分患者尚需进行伤侧肝动脉结扎、肝部分切除术、胆道减压、肝静脉和/或下腔静脉处理及肝移植。

2.麻醉和切口

采用全身麻醉最为合适，不仅能保证呼吸道通畅，还能满足在术中对复杂伤情处理的切口要求，如开胸、向下腹部延伸切口等。通常采用经右侧腹直肌切口、上腹正中切口，或右肋缘下切口，必要时作右侧胸腹联合切口。

3.手术方法

在80%~85%的肝外伤手术中，可以通过较简单的外科技术处理损伤，比如应用局部止血药、电凝、浅表缝合或是闭合引流。其余15%~20%的病例需要更复杂的外科技术，可以通过压迫肝脏创口起到暂时止血作用。如果压迫不奏效，还可以通过阻断第一肝门(Pringle法)减少出血。深部肝裂伤可用深部"8"字无张力缝合直接缝合、结扎主要出血处。应尽量消灭无效腔，以避免肝实质内血肿。出现缝合后肝内脓肿或者胆管内出血可以通过经皮引流或血管栓塞来解决。大的肝脏创口用大网膜填塞已经成为普遍做法。

(1)穿透性肝脏伤道：肝子弹伤或刀伤伤道严重出血是一个难题。用止血药物填塞伤道不能有效地控制出血，现普遍采用伤道切开止血。此技术简单且对表浅肝损伤很有效。当深度肝裂伤广泛出血、弹道伤或刀刺伤无法查出出血血管时，可采用指捏切肝法切开肝实质，直至创伤底部，显示损伤的血管或胆管，钳夹后结扎或缝扎，或直接在肝创面上缝扎止血。此法止血确切可靠，不需做肝叶切除。

(2)选择性血管结扎：探查深度肝裂伤广泛出血、弹道伤或刀刺伤时，在Pringle法控制出血的情况下，可采用指捏法切开肝实质，或通过肝撕裂伤口用手指分裂肝实质，直至创伤底部，找到损伤的血管或胆管，钳夹后结扎或缝扎，或直接在肝创面上缝扎止血。由于止血确切可靠,可明显减少肝叶切除的比例。

(3)肝周填塞:常用填塞物为不可吸收纱布垫。纱布填塞治疗肝外伤已有多年历史,由于会引起肝坏死、感染、继发性出血、胆瘘等并发症,曾一度摒弃。然而临床研究发现纱布填塞往往是肝外伤止血的最有效办法,由纱布填塞引起的并发症对肝外伤死亡率并无明显影响。近十多年来,肝周填塞用于严重肝外伤及分期性手术又得到重视和肯定。纱布填塞是用通常的剖腹术纱布垫,干纱垫比湿的效果好。纱布垫可填充在肝前面与膈肌之间,亦可在肝后面再加充填,纱布垫与肝创面之间应放置一层明胶海绵或大网膜等,以防止拔除纱布垫时粘连撕裂继发出血。纱布垫旁需放置双套管引流管持续吸引,以使纱布垫保持在较干的状态。在肝周填塞之后,为避免出现腹腔间隔室综合征,可采用临时腹腔关闭,也有报道关闭部分切口以增强压迫效果,即将远离肝的约 2/3 切口开放或敷以橡胶膜,缝合固定在皮肤边缘。一旦病情稳定,凝血异常和低温被纠正,即在48~72 小时内去除肝周填塞。保持填塞 72 小时不增加局部感染的风险,但是延长填塞(>3 天)与肝周感染风险增加相关,术后需使用广谱抗生素以减少脓毒血症的发生。

(4)大量肝实质破坏的清创性肝切除术:严重钝器伤或高速枪伤可以引起严重而广泛、无法深部缝合的肝实质损伤,需要清创性切除失活的肝组织以止血、防止继发性坏死和脓肿形成,亦防止迟发性出血。在清创同时要尽量多保存健康肝组织。闭合性肝挫裂伤时,肝损伤范围远超过裂伤边缘,单纯从肝外伤表面很难判断其内部损伤的程度及范围。此时应结合 B 超、CT 等影像学检查及术中探查情况加以判断。肝损伤区表面的失活组织切除后,损伤的血管或胆管应予钳夹结扎。清创切除术适合于多数肝裂伤和复杂严重的肝外伤,在临床上应用广泛,使规则的肝叶切除或半肝切除大为减少。

(5)规则性肝切除术:当某一肝段或肝叶损伤严重且合并邻近管道的损伤及缺血改变,而且不能修复时,通过规则性肝切除术切除毁损或坏死的肝组织,止血彻底,可以防止手术后出血、感染等并发症,(图 3-20)但其风险和问题不容忽视。首先,典型的肝叶切除术本身是很大的手术,出血多,附加创伤大,手术时间长,对较重肝外伤的伤员更增加应激和创伤,死亡率也高。在急症条件下施行规则性肝切除术,死亡率可高达 43%~59%。其次,肝外伤范围往往不受肝叶或肝段解剖限制,有时还是多发性的,规则性肝叶切除术往往将损失过多的健康肝组织。因此,对于规则性肝切除术的适应证应严格掌握,目前严重肝外伤规则性肝切除的比例为 2%~4%。

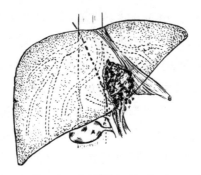

图 3-20　规则性左半肝切除

（6）肝后下腔静脉和肝静脉损伤：近肝的大静脉损伤是最致命的肝脏损伤，往往因大出血和空气栓塞死亡。术中发现包括稳定的肝后血肿或严重的活动性出血。稳定的肝后血肿不需干预，因探查可能会导致严重出血而死亡。活动性出血即使对有经验的创伤外科医师也是很大挑战，往往在试图旋转或抬起肝脏暴露出血部位时会加重出血，对局部解剖的熟悉程度是决定手术策略的关键。

充分暴露是成功处理肝后静脉损伤的基础。增加肋下切口有利于肝后血管充分暴露。分离肝周韧带和游离肝脏在一定程度上可以改善暴露，但如果肝后填塞能有效控制出血，则不需要这样做。如果肝脏填塞成功，应临时关闭腹部，患者转入 ICU。如填塞无效则尝试更复杂的方法。在许多肝内静脉损伤中，出血血管可通过损伤的肝脏实质直接暴露和结扎，有时需要沿叶间平面切开肝脏，以充分暴露腔静脉和肝静脉的汇合处。

用全肝血流阻断或者腔静脉分流可以暂时控制出血，全肝血流阻断方法是阻断第一肝门和肝上及肝下下腔静脉。（图 3-21）有报道该方法治疗Ⅴ级肝外伤合并肝后下腔静脉损伤，治愈率达到 90％。该方法的缺点是在阻断下腔静脉后，可引起低血压和循环障碍。

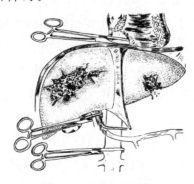

图 3-21　全肝血流阻断

对于某些复杂的静脉损伤可行腔静脉内分流。该方法是采用气囊分流导管经股静脉或右心房插入下腔静脉,将肾上肝下和膈上的气囊充气,或将肝下下腔静脉用阻断带环绕后阻断,肾及下半身血流直接经分流导管流入心脏,使出血大为减少,在清晰的手术野下更加容易修补损伤的血管。但腔静脉内分流的效果不甚理想,手术操作较复杂,并未降低近肝静脉损伤的死亡率,而且需要特殊的分流管。然而,对于填塞止血或直接修补失败者,内分流仍不失为一个可行选择。

(7)肝外胆管损伤:肝外胆管树的创伤是非常少见的,在所有的腹部创伤发生率为 2%,其中 85% 由贯通伤造成,85% 仅涉及胆囊。刺伤常伤及胆囊,而枪击伤则随机分布于肝外胆管系统。胆管系统钝性伤很少见,通常由挤压、安全带压迫伤和减速伤造成,胆囊损伤多由于 Oddi 括约肌收缩状态时胆囊受到撞击而造成,胆管损伤的机制则较为复杂。胆道损伤常常在剖腹探查术中诊断,肝损伤手术中须对胆道损伤保持警惕。也有患者表现为延迟损伤,常见于单纯钝性胆管损伤者,伤后最初无任何具体症状,之后数天或数周出现恶心、呕吐、腹胀、食欲减退、黄疸、腹腔穿刺出胆汁样液体等症状。ERCP 能提供胆管树的细节图像,被认为是最佳诊断性检查。

胆管损伤的手术处理差异较大,取决于病情稳定与否、联合损伤的程度和部位、胆管直径等。大多数胆囊损伤最好采用胆囊切除术。如果患者情况稳定,应尝试修补胆管损伤。胆总管完全横断时最好行 Roux-en-Y 胆肠吻合(图 3-22),因为单纯修补有很高的狭窄率。若胆总管损伤周径小于 50%,可采用修补术,首选通过另外的胆总管切口放置 T 管,在 T 管上方修补损伤。胆总管损伤周径超过 50%,或者 <50% 但损伤组织活力可疑时,应当按完全横断来处理。单纯的胰腺段胆总管横断伤,可将远端结扎,近端与空肠吻合。但如果伴有十二指肠或胰腺损伤,可能需要胰十二指肠切除术。所有胆道损伤修补必须在其周围放置引流。如果胆总管损伤严重,病情不允许行确定性修复时,可在近端置管外引流,延期修复胆道损伤。

肝管损伤处理不同于胆总管,因肝叶和肝段胆管更细。单侧肝管损伤可选择局部肝切除、单纯引流或联合 ERCP 支架引流。如果损伤处不太靠近肝门,可行肝管损伤修复胆肠吻合术。

(8)肝固有动脉结扎术和选择性肝动脉结扎术:难以控制的肝实质伤出血,多来源于肝动脉损伤。采用肝固有动脉结扎术能迅速控制动脉性出血,并能减轻或避免大量输血造成的凝血功能障碍。但因其引起的肝坏死和肝脓肿,亦不能明显降低肝外伤患者的死亡率,故近年很多学者对肝外伤采用肝固有动脉结扎治疗持十分谨慎的态度,该术式已逐渐被诸如肝切除、创面血管结扎缝合以及肝周填塞等代替。

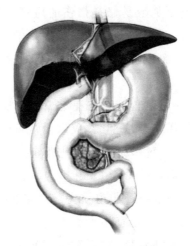

图 3-22　Roux-en-Y 胆肠吻合

选择性肝动脉结扎主要是指结扎肝叶动脉,结扎后由于健侧肝组织有充分的动脉血供,肝功能代偿较好。结扎部位最好紧靠肝包膜,以避免因肝门处左、右肝动脉间侧支循环少而影响手术效果。当肝门部左肝或右肝动脉损伤严重无法修复,而且同侧门静脉完好时,可以行左或右肝动脉结扎,但结扎右肝动脉时应同时切除胆囊,以避免发生坏死性胆囊炎。

(9)肝固有动脉损伤的处理:肝固有动脉损伤后应尽量争取进行血管修补、吻合或血管移植。倘若损伤严重保留有困难,或病情危重,不允许作复杂处理时,可将其结扎。只要门静脉供血良好,很少引起肝坏死。

(10)门静脉损伤的处理:门静脉主干损伤出血量多,情势凶险,应立即阻断破裂处近端血管,显露损伤部位,尽量作修补或吻合,或行血管移植。有时门静脉破损可延长至肝门部位,处理很困难,采用上述方法常难奏效,或伤员情况不允许较长时间手术,在明确肝动脉供血无疑问的情况下,可先行门静脉主干结扎,待患者情况允许时再行门-腔静脉分流术。门静脉左、右支损伤合并同侧严重肝损伤时,应行相应的半肝切除。

(11)肝移植:有极少数用肝移植治疗大面积肝外伤以及Ⅵ级肝外伤的报道。困难在于在等待供肝时如何维持伤者生命。腔房分流和暂时性端侧门-腔分流可在无肝期保证静脉回流和内脏减压。但由于严重肝外伤时往往合并腹内空腔脏器破裂而污染腹腔,或合并头、胸部等其他重要脏器损伤,会直接影响移植手术效果。

(12)腹腔镜技术的应用:闭合性肝外伤术前很难确诊,B超、CT等检查也有一定的局限性。如果仅行保守治疗,会使少数需要手术的伤者失去抢救的最好时机,增加手术风险,若行开腹手术,由于肝脏血供丰富,质脆易碎,又可能使已停止出血的肝脏再现活动性出血,给无须手术的患者带来额外创伤。而腹腔镜手术可实现在微创探查下明确肝脏外伤情况,决定治疗方式。对于Ⅰ～Ⅲ级肝外伤,采用腹腔镜下电凝止血、明胶海绵填塞压迫、可吸收夹夹闭血管(胆管)、缝合、生物蛋白胶喷涂创面等方法,完全可以达到止血目的;对部分保守治疗后出血停止者,可清除腹腔积血、积液和漏出的胆汁等,也可以对肝内血肿或脓肿进行清除或引流,可免除不必要的剖腹手术。如发现同时合并腹腔内其他部位损伤,可在腹腔镜下一并处理。对于术中探查Ⅲ级以上肝外伤,或肝外伤虽属于Ⅰ、Ⅱ级,但肝破裂处出血量较大,出血部位无法暴露、视野不清、镜下难控制时,应立即中转开腹手术,不要再反复尝试而延误时机。应用腹腔镜技术探查腹部外伤时,应先将气腹压力设置为 $1.1 \sim 1.2$ kPa($8 \sim 10$ mmHg),尽量避免因膈肌损伤或静脉血管破裂而发生与气腹相关的并发症。

腹腔镜技术并非适用于所有病例,位于Ⅰ、Ⅶ、Ⅷ段的肝脏外伤是腹腔镜手术的相对禁忌证,因为这些肝段位于肝脏膈面和深面,腹腔镜显露困难。此外腹腔镜探查对于腹腔其他隐匿部位的损伤也易发生遗漏,如胃后壁(尤其是靠近贲门处)、结肠、十二指肠的腹膜后部分,小肠和结肠系膜缘、肠系膜、小网膜囊和胰腺的损伤,腹膜后肾、输尿管损伤等。术前CT等影像学检查可在一定程度上帮助弥补腹腔镜探查的不足。术中如发现积血难以清除或其他原因使腹腔镜难以探查清楚,或内脏损伤无法在腹腔镜下处理,应及时中转开腹手术。

4.引流

充分引流是减少肝外伤手术后并发症及死亡率的重要措施。即使肝脏损伤轻,或伤处缝合严密,亦应放置腹腔内引流,以防止发生腹腔内感染、胆汁性腹膜炎等。腹腔引流必须保持通畅,以直接观察引流物的质和量,决定拔除时间。腹腔内引流物一般多采用橡皮管或双套管,接负压吸引引流。双套管因有进气通道,空气流入打破了腹腔内真空状态,可避免附近脏器组织被吸附堵塞引流管孔,从而保持良好的引流效果。

六、术后并发症防治

严重肝损伤(Ⅲ～Ⅴ级)接受外科治疗存活的患者,术后肝相关并发症发生率为 50%，包括早、晚期出血、肝坏死、肝脓肿、胆汁瘤、胆管瘘、假性动脉瘤、动静脉瘘、胆道出血以及肝内胆管狭窄，出现时间从数天到数月不等。许多并发症，如胆汁瘤、动脉瘤、动静脉瘘常无症状，仅到后期危及生命时才表现出来。

(一)出血

出血是肝脏损伤术后常见的并发症，包括原发性和继发性两种。原发性出血多因止血不彻底，或因严重肝损伤用填塞治疗未能达到止血目的，或因大量输入库存血导致凝血功能障碍。故在术中对分离的肝周韧带应仔细止血，肝切除后断面出血点必须彻底缝合结扎，创面敞开比闭合的效果更好，可避免引流不畅导致感染。采用纱布填塞时应尽可能先将较大的血管结扎或缝扎。术中出血量大时，应尽量输新鲜血液，同时输入凝血酶原复合物、纤维蛋白原以及其他止血药物。继发性出血多因失去活力的肝组织坏死脱落或继发性感染引起，常在术后 1 周左右发生，也可发生在拔除填塞纱布时。不论是原发性出血或继发性出血，均应立即进行止血处理，除对出血处手术止血外，还可作肝动脉结扎、填塞压迫止血，或经血管介入方法行肝动脉栓塞(TAE)，并同时给予改善凝血功能等治疗。

(二)胆道出血

常与肝中央破裂或深部残留无效腔有关。发生肝实质内感染而感染物又不能引出时会引起感染部位胆管与血管溃烂，受侵蚀血管破裂出血形成血肿，再破溃至附近胆管内引起胆道出血。侵蚀的血管多为肝动脉或门静脉分支，临床表现为周期性上腹部绞痛、呕血、黑便及黄疸等典型症状，结合肝外伤史或手术史，诊断多能确定。如诊断有困难，可借助超声、CT 检查或选择性肝动脉造影等明确。胆道出血的处理以手术为主：①对于较为局限、表浅的包膜下或肝实质内血肿，行血肿切开止血，结扎相应的动脉和胆管，必要时以纱布暂时填塞。②对限于半肝范围内的较大血肿或肝中央血肿，疑为肝动脉分支出血，并经肝动脉造影加以证实者，可行同侧肝动脉结扎或肝动脉栓塞术。不论采取以上哪种方式止血，均应同时行胆总管 T 管引流术。

(三)膈下感染

膈下感染是肝外伤后常见并发症。由于解剖学上存在膈下间隙，血液、坏死组织、渗出液等易滞留该处，如果引流不畅，容易引起感染，形成膈下脓肿。开放性损伤时细菌往往被直接带进体内，而闭合性损伤则常由于合并伤的污染或细菌经血路侵入引起感染。膈下脓肿多发生在右肝上间隙和右肝下间隙。根据发病的临床过程和体格检查,结合超声或 CT 检查显示膈下积液,一般可获得正确诊断。由于介入技术的广泛应用,膈下感染多数可在超声引导下经穿刺抽吸或置管引流获得较好治疗效果。少数病例需行手术治疗,包括经腹膜外引流术、经肋间引流术和经腹腔引流术等。

(四)胆瘘

胆瘘也是常见的并发症之一,主要是由于肝脏创面上较大胆管破裂,清创时遗漏,未予结扎,或局部感染未能较好引流,导致创面上较大的胆管支溃破,胆汁外溢。因此,正确处理肝脏创面,加强引流,严重肝外伤加做胆总管 T 管引流,有助于防止胆瘘发生。胆瘘发生后,如胆汁流出量少且无胆道梗阻,经持续引流,常可使其逐渐愈合。如流出量多,或伴有胆道下端引流不畅者,常经久不愈,需手术治疗。术前需经瘘管或 T 管作胆道造影,以了解肝内外胆管情况。ERCP不仅能清楚了解肝内外胆管情况,还可同时置入支架或鼻胆管引流,起到良好的治疗作用。如破溃的胆管局限于肝的一叶或一段,可行肝部分切除或肝叶切除术。

(五)肝内包裹性积液——创伤性肝脏假性囊肿

肝实质破裂损伤,如局部形成之血肿与肝外或胆管不相通,日久可形成含有血液和胆汁的创伤性肝囊肿,感染后便形成肝脓肿。主要临床表现为上腹痛,常有肩背部放射痛,有时上腹部可扪及肿大的肝脏或包块,可能出现黄疸。CT 检查可发现边界整齐的肝内占位性病变,超声检查显示肝内病变为液性暗区。治疗主要是在超声或 CT 引导下行经皮经肝穿刺抽吸或置管引流,必要时可行手术引流,极少数需作肝部分切除术。

第四章

消化道出血

第一节　上消化道大出血

上消化道出血系指 Treitz 韧带以上的消化道,包括食管、胃、十二指肠、胆道和胰管等病变引起的出血。根据出血病因分为非静脉曲张性出血和静脉曲张性出血两类。在所有引起急性上消化道出血的病因中,十二指肠溃疡、胃溃疡和食管静脉曲张占前 3 位。上消化道大出血一般指在数小时内失血量超出 1 000 mL 或总血容量的 20%,出现急性周围循环改变甚至休克,是临床最常见的急症之一,其死亡率和病因误诊率分别高达 10% 与 20%。所以,尽快明确病因和出血部位,并予以积极合理的治疗,对预后有着重要意义。

一、病因

引起急性上消化道出血的原因很多,但以胃、十二指肠溃疡和食管、胃底静脉曲张破裂出血最为常见。近年来急性出血性胃炎和糜烂性胃炎伴发出血的病例也有所增长,约有 5% 的病例即使剖腹探查也不能找到确切的出血病灶。引起大出血且急需外科处理的,在我国以下列几种比较常见。

(一)胃、十二指肠溃疡

又称消化性溃疡,约占上消化道出血的 50%。大出血溃疡一般位于十二指肠球部后壁或胃小弯,由于溃疡基底血管被侵蚀破裂导致出血,多数为动脉出血。特别是在慢性溃疡,因有大量瘢痕组织形成,出血的动脉裂口缺乏收缩能力,往往引起不能自止的大出血。

幽门螺杆菌和非类固醇抗炎药已被公认为消化性溃疡的两个最主要病因。非类固醇抗炎药如保泰松、阿司匹林、吲哚美辛等,以及肾上腺皮质激素可的松等都可促进胃酸分泌、抑制黏液分泌,导致胃黏膜屏障受损、加重胃局部血管痉挛,长期应用较大剂量可引起急性溃疡形成,或使已有的溃疡活动化,发生大出血。

胃部分切除术后或单纯胃空肠吻合术后,在胃和空肠吻合口附近可发生溃疡,在前者发生率为1％～3％,在后者可高达15％～30％。发生时间多在术后2年内,也可在术后十余日。50％的吻合口溃疡会出血,且可引起大出血,多不易自止。

(二)门静脉高压症

在上消化道大出血中所占比例逐渐增多,约占20％。肝硬化引起门静脉高压症,门-体循环间交通支开放,常见食管下段和胃底静脉曲张形成。由于黏膜因静脉曲张而变薄,易被粗糙食物损伤,或由于胃液反流入食管,腐蚀已变薄的曲张静脉表面黏膜,同时门脉系统内压力增高,以致曲张静脉破裂,发生难以自止的大出血。

(三)应激性溃疡或急性糜烂性胃炎

应激性溃疡约占上消化道大出血的20％,休克、脓毒血症、多器官功能衰竭(MODS)、严重烧伤(Curling溃疡)、严重脑外伤(Cushing溃疡)或大手术、血液系统疾病、尿毒症、心力衰竭等均可引起。危重症时,交感神经兴奋、上腺髓质儿茶酚胺分泌增多,使胃黏膜下血管发生痉挛收缩,组织灌流量骤减,导致缺血、缺氧,直接破坏胃黏膜屏障,胃腔 H^+ 反向弥散明显增加,从而发生表浅(不超过黏膜肌层)而边缘平坦的溃疡,或大小不等的多发糜烂。此类病变多发生于胃,较少发生于十二指肠,常导致难以自止的大出血。

(四)胃癌

占上消化道出血的2％～4％。癌灶表面可发生局部溃烂或溃疡,侵蚀血管而导致大出血。在胃癌引起的上消化道大出血中,黑便比呕血更常见。

(五)邻近器官组织疾病

胆道出血,即胆血症,为各种原因导致血管与胆道相通,使血液涌入胆道,再进入十二指肠。胆道出血是胆道疾病和胆道手术后的严重并发症,国内胆道出血以肝内胆管出血为主。常见原因如胆结石、胆道蛔虫病等引起的肝内局限性感染,可致肝内小胆管扩张合并形成多发脓肿,脓肿直接破入门静脉或肝动脉分支引起出血。肝癌、胆囊或胆管癌、术后胆总管引流造成的胆道壁受压坏死侵蚀血管,以及肝动脉瘤破入胆道等均可引起胆道出血。

此外还有胰腺癌、急性胰腺炎并发脓肿溃破导致十二指肠出血,动脉瘤破入食管、胃或十二指肠引起的出血等。

(六)消化道血管异常

内镜和血管造影技术的广泛应用,使消化道血管病变引起的出血被越来越多地认识。消化道血管病变可以单发或多发,可为独立病变,也可以是全身性疾病、综合征的表现,如先天性动静脉畸形、血管发育异常、血管瘤、动脉瘤和Dieulafoy病等。Dieulafoy 病又称 Dieulafoy 溃疡、黏膜下动脉畸形(submucosal arterial malformation)、恒径动脉(caliber-persistent artery)等,属先天性病变,多见于中老年男性,占消化道出血的 0.3%~6.7%,可发生于消化道任何部位,但绝大多数位于贲门下 6 cm 以内的胃小弯侧后壁,病灶直径为 1~3 mm,呈局灶性黏膜缺损或糜烂,或呈孤立圆锥状突起,中央可见搏动的动脉突出黏膜,病变周围黏膜多正常。

二、临床表现与病理生理

(一)出血方式

呕血为上消化道大出血的主要症状,呕血前可有上腹不适和恶心,然后呕吐血性胃内容物。呕吐物颜色与出血部位、出血量以及在胃内停留时间有关。出血位于食管,或出血量多、在胃内停留时间短时,呕血呈鲜红色或暗红色,常混有凝血块。出血量较少、血液在胃内停留时间长时,因血红蛋白与胃酸作用形成酸化正铁血红蛋白,呕吐物呈咖啡渣样或棕褐色。因上消化道大出血后有部分血液经肠道排出,从而出现黑便或便血。急性大量出血时,往往大量呕鲜血和红色血便并存。食管胃底静脉曲张破裂出血多来势凶猛,表现为大量呕血,一次出血量就可达 500~1 000 mL,治疗不及时则较快出现休克。消化性溃疡急性出血量也较大,但一般一次出血不超过 500 mL。胆道出血前可有类似胆绞痛的剧烈上腹痛,量相对少,一次 200~300 mL,其特征是间隔 1~2 周的周期性规律。

(二)失血性周围循环衰竭

上消化道大出血可导致急性周围循环衰竭。失血量大,出血不止或治疗不及时可引起组织灌注减少和细胞缺氧,进而因缺氧、代谢性酸中毒和代谢产物蓄积,造成周围血管扩张,毛细血管广泛受损,致使大量体液淤滞于组织间隙,有效循环血量锐减,心、脑、肾等重要器官血供严重不足,终致不可逆转的休克而死亡。

在出血性周围循环衰竭发展过程中,临床表现为头昏、心悸、恶心、口渴、黑朦或晕厥；皮肤由于血管收缩和灌注不足而灰白、湿冷；按压甲床呈现苍白，久不恢复；静脉充盈差，体表静脉瘪陷；患者感觉疲乏无力，进而可出现精神萎靡、烦躁不安甚至反应迟钝、意识模糊。老年人器官储备功能低下，加之常有动脉硬化、高血压病、冠心病、慢性支气管等基础病，即使出血量不大也可较快引起多器官功能衰竭，死亡风险更高。

（三）氮质血症

可分为肠源性、肾性和肾前性氮质血症 3 种（图 4-1）。肠源性氮质血症指在上消化道大出血后，血液蛋白在肠道内被分解，大量分解产物吸收入血导致氮质血症。肾前性氮质血症是由于失血性周围循环衰竭造成肾血流减少，肾小球滤过率降低、排泄减少以致氮质潴留。肾性氮质血症是由于严重而持久的休克造成肾小管坏死（急性肾衰竭），或失血加重了原有肾病的肾脏损害，临床表现为少尿或无尿。出血停止后血清尿素氮水平多在 2～3 天降至正常。氮质血症表现为不同程度的水肿、恶心呕吐、腹胀等。

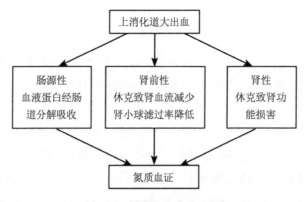

图 4-1　氮质血症发生机制

（四）发热

多数患者在发生大出血后 24 小时内出现低热。发热原因可能是血容量减少、贫血、周围循环衰竭、血液蛋白分解吸收等影响了体温调节中枢功能。上消化道大出血患者发热时要注意排查是否并存其他致热因素，如肺炎等。

三、辅助检查

上消化道大出血发病急，病情重，除常规实验室检查外，首选可以快速实施，诊断直观且可同时进行止血治疗的内镜检查和数字减影血管造影（DSA），而不适合选择耗时较长，灵敏度或精确度受限的检查，如消化道钡剂造影或放射性核素显影等检查。

(一)内镜检查

为迅速明确上消化道出血的部位和病因,在无禁忌证时急诊纤维胃镜检查为首选。并可酌情进行止血治疗(双极电凝、电灼、热探头、激光、药物局部注射等),对食管胃底静脉曲张破裂出血、消化性溃疡出血、胃癌、贲门黏膜撕裂症、糜烂性胃炎等,胃镜均可迅速作出诊断。胃镜检查最好在出血后 2~24 小时内进行,若延误时间较长,一些浅表的黏膜损害已修复,将使诊断阳性率下降。对失血性休克的患者,应尽快补充血容量,待血压平稳后再作胃镜检查。呕吐鲜血较多时检查前可用 4~8 mg 去甲肾上腺素加入温盐水 500 mL 洗胃,有利于收缩血管和激活凝血因子,并冲洗积血利于观察。出血急且量大时行急诊胃镜检查,要求检查者具备熟练技术和丰富经验。

(二)DSA 检查

经股动脉插管行选择性腹腔动脉、肠系膜上动脉以及超选择性动脉造影,可显示活动性出血部位,明确出血部位后,还可进行局部栓塞或注射药物止血,是目前广泛应用且发展迅速的微创诊疗方法,可使部分患者免于急诊剖腹探查的创伤和风险,在有条件时应优先于手术探查选用。在临床实践中仅约 20% 行 DSA 的消化道出血病例能显示活动性出血,但 DSA 观察到的血管痉挛、血管畸形、动脉瘤、肿瘤等征象,也可为诊断或必要的手术探查提供参考信息。

(三)实验室检查

常规实验室检查应包括血常规、血型、凝血功能、肝肾功能,血电解质,血糖等。血红蛋白、红细胞计数和血细胞比容等在急性出血早期并无变化。因机体代偿机制,组织液在急性失血后进入血液循环补充血容量,同时使血液稀释,以上指标一般在急性出血后 3~4 小时才能反映失血程度。对大出血患者进行大量输注红细胞悬液时,应复查监测血常规,凝血功能和血电解质,除判断治疗效果和病情进展外,须及时发现和处理可能出现的高钾血症,和大量凝血物质消耗造成的凝血功能障碍。

四、诊断思路

对于上消化道大出血患者,首先应快速评估生命体征和休克状态,给予严密监护和纠正休克治疗、止血药物治疗,再在短时间内有重点地完成病史采集和体格检查,初步判断出血病因和部位,进一步安排内镜或 DSA 检查(图 4-2)。

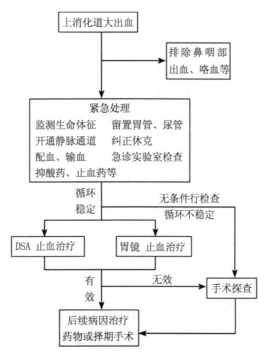

图 4-2 上消化道大出血建议诊疗流程

(一)判断出血量和有无活动性出血

首先要了解排出体外的血量。同时有呕血和暗红色血便说明出血量多且速度快。呕鲜血可认为当时有活动性大量出血,仅排黑便者提示近期有较高位的消化道出血,包括空肠上段,而不一定当时有活动性出血。根据休克的临床表现,补液、输血后心率和血压变化亦可大致估计出血量和出血是否已控制。从正常状态至出现出血性休克的早期症状,收缩压<12.0 kPa(90 mmHg),脉率>100 次/分,失血量应已超过有效循环血量的 20%,即 800~1 000 mL;急性失血达有效循环血量的 30%~40%,失血量约为 1 500 mL,出现中等程度休克;急性失血超过有效循环血量的 40%时,则呈现重度休克,救治不及时将导致死亡。有活动性出血的征象包括:反复呕血,黑便次数增多或转为暗红色,伴有肠鸣音亢进;经充分输血补液后,休克未见明显改善,或好转后又恶化;红细胞计数、血红蛋白与血细胞比容持续下降,经输血后仍继续下降或未增加至应有水平。

(二)判断出血部位

上消化道出血的基本表现是呕血和黑便。通常幽门以上的出血主要导致呕血,而幽门以下的出血主要导致黑便,但量大时也可有暗红或鲜红血便,或反流入胃内,引起恶心和呕血。食管胃底静脉曲张破裂出血多来势凶猛,表现为大量呕血,一次出血量就可达 500~1 000 mL,治疗不及时则较快出现休克。消化性溃疡急性出血量也较大,但一般一次出血不超过 500 mL。胆道出血前可有类似胆绞痛的剧烈上腹痛,量相对少,一次 200~300 mL,其特征是间隔 1~2 周的周期性规律,感染性胆道出血同时伴有寒战、高热、黄疸。

病史采集和体格检查仍是需认真执行的基本程序,往往为诊断方向提供重要信息。应向患者或陪同人员重点询问有无消化性溃疡病史,非甾体类抗炎药物或激素用药史、肝病史、血液病史、家族史、近期体重明显下降等。对重症治疗中的患者应考虑应激性溃疡。需注意有些患者在出血前没有任何症状,如10%~15%消化性溃疡出血并没有溃疡病史,约 1/4 门静脉高压症上消化道出血原因并非曲张静脉破裂,很多胆道出血病例并没有肝内感染病史。以往上消化道出血的病因也不一定是再次出血的病因。体格检查应先排除鼻咽部出血,注意蜘蛛痣、肝掌、腹壁静脉曲张、肝大、脾大、腹水、巩膜黄染等体征。上消化道大出血时腹部一般无腹膜炎体征,多无固定压痛,肠鸣音活跃,病情重时可出现腹胀,肠鸣音减弱。但有消化性溃疡存在和胆道出血时,上腹和右上腹也可有不同程度的压痛,甚至触及肿大的胆囊。

急性上消化道出血的诊断同样遵循首先考虑常见病、多发病的原则。对无病史和前期症状的病例,仍以常见多发病可能性较大,常见情况包括:无症状的溃疡,多为十二指肠溃疡;食管胃底静脉曲张和肝硬化均不明显的门静脉高压症;出血性胃炎或应激性溃疡;无症状的早期胃癌。其他少见病因有食管裂孔疝、胃息肉、胃和十二指肠良性肿瘤、剧烈呕吐造成的贲门黏膜撕裂综合征(Mallory-Weiss syndrome),以及血友病或其他血液病。

五、治疗

(一)非手术治疗

在急性大出血的危重情况下接受麻醉和手术,无疑会进一步增加患者的创伤和应激,转为重症和死亡的风险均很高。故非手术治疗非常重要,既是入院后的抢救措施,也可使大部分急性大出血得到控制,缓解危重状态,转入后续的内镜、介入治疗或择期手术,这也符合损伤控制原则(DC)。非手术治疗也为必要的急诊手术创造条件,争取时间。约70%的胃十二指肠溃疡大出血可经非手术治疗止血,而肝硬化静脉曲张破裂出血的患者,通常伴有肝功能异常、黄疸、腹水或肝性脑病等,急症手术死亡率很高,也应尽量采用非手术治疗止血,病情平稳后再进行择期手术。

对上消化道大出血患者应紧急评估和纠正休克状态,快速建立中心静脉通道或多个静脉通道,输注晶体液(乳酸林格液等)和胶体液(羟乙基淀粉、人血清蛋白等)扩容,同时配血备血。应先输晶体液再输胶体液,晶胶比为 4∶1 或 3∶1,应给予适当剂量输血,估计出血量在有效循环血量 20% 以内(<800 mL),可不输血。因机体存在代偿机制补充丢失的血容量和血细胞,在出血可以得到有效控制的情况下,一般总输血量达到实际出血量的 3/4 至 4/5 即可,持续大量出血则需要在持续输血的同时进行止血治疗,而总的输液扩容和输血量应达到失血量的 2～3 倍。输血治疗首选红细胞悬液,若短时间内出血和输血量大(>2 000 mL),应输注血小板和冷沉淀补充凝血物质。扩容和输血时应注意速度、量和心肺负荷情况,特别是对老年患者和有心肺病史的患者,避免大量快速输注诱发心力衰竭。

应监测生命体征、中心静脉压,复查血红蛋白和血细胞压积、血小板、凝血功能、血电解质,留置胃管可观察出血颜色和计量,必要时可进行胃腔灌洗,留置尿管观察尿量,以评估病情和及时调整治疗。病情平稳的指标主要是血压 >12.0/8.0 kPa(90/60 mmHg),心率<110 次/分,尿量>30 mL/h,血红蛋白 >80 g/L。另应暂禁饮食,对烦躁不安者可给予镇静药物,注意保暖。

药物治疗主要包括抑酸剂和止血药物。对消化性溃疡、急性胃黏膜损害等引起的出血,使用抑酸剂是重要的治疗措施。目前抑酸作用最强的是质子泵阻滞剂类药物(如埃索美拉唑等),可以静脉输注,可快速强效地抑制胃酸分泌,控制胃黏膜屏障损害,而达到止血效果。但连续静脉用药不宜超过一周,出血停止后应转为口服给药,可长期使用。垂体加压素可使内脏小血管收缩,降低门静脉压力而使食管胃底静脉曲张破裂出血停止,但在高血压、冠心病患者使用受限,可能引起血压升高和心绞痛。生长抑素可选择性收缩内脏血管,降低门静脉压力,而达到止血效果。另有血凝酶、维生素 K 等止血药物可选择使用。胃内出血时可用去甲肾上腺素 8 mg 加入 100～200 mL 冰生理盐水后注入胃腔,每0.5～1.0 小时一次,可重复 3～4 次。但应激性溃疡或出血性胃炎避免使用此法。还可用血凝酶、云南白药加生理盐水灌洗胃腔,均有一定止血功效。

三腔二囊管对食管胃底静脉曲张破裂的中小量出血止血效果较好,也可作为大量出血的应急措施,在实施其他治疗前暂时控制出血。使用时将三腔二囊管放入胃内后,先向胃囊充气 200～250 mL,轻拉管至不能再拉出时,经滑轮悬挂 0.5 kg 重物牵引压迫胃底,经与胃相通的腔注入冷盐水洗胃,若仍有鲜血则向食管囊充气 100～150 mL 压迫食管下段(图 4-3)。使用三腔二囊管期间应反复冲洗胃腔,观察出血是否控制。初次充气后可维持 12～24 小时,以后每 12 小时放气 10～20 分钟,以避免食管胃底长时间受压而糜烂坏死,食管破裂。三腔二囊管放置不宜超过 3 天,排气时应先放空食管囊,再放空胃囊,观察 12～24 小时无出血后将管缓慢拉出。使用期间需注意避免吸入性肺炎和气囊上滑引起窒息。

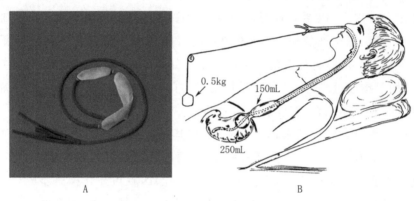

图 4-3　三腔二囊管

经胃镜止血是在内镜检查明确病灶后首先选择的止血治疗,包括电凝或电灼、激光、微波凝固、喷洒或注射血管收缩药物、硬化剂注射、静脉曲张套扎、钛夹夹闭等多种方式。行 DSA 检查同时可以进行血管介入治疗,对发现的活动性出血或可疑出血血管进行局部注药或栓塞止血,已是上消化道大出血重要的微创治疗方法。

(二)手术治疗

上消化道大出血诊断不清,经积极非手术治疗、内镜和介入治疗未能控制,或急性出血量大无条件行以上治疗,出血持续或反复出血,血压、脉率不稳定时,应尽快剖腹探查。急症手术探明病因后,选择术式时需再次评估患者整体状况。遵循 DC 原则,上消化道大出血的急诊手术目标是止血,可待病情控制后再对原发病行择期确定性手术,如胃癌根治术。不要勉强行复杂大手术,特别是对老年和有其他合并症的患者,将导致其术后难以恢复甚至死亡。

剖腹探查多采用经腹正中线切口或经右腹直肌探查切口。探查手术应有序全面,虽术前判断为上消化道出血,术中探查也应包括全部消化道和腹盆腔各部,但以上消化道为重点。首先探查胃和十二指肠,注意不可忽略贲门附近和胃底部的探查,若未发现溃疡或其他病变,再探查有无肝硬化和脾肿大,有无胆囊和胆总管异常。胆道出血时,胆囊多肿大,因含有血性胆汁而呈暗蓝色,可行胆囊或胆总管穿刺协助诊断。若仍未发现病变,则切开胃结肠韧带,探查胃和十二指肠球部后壁,并提起横结肠及其系膜,自 Treitz 韧带开始顺序探查空肠、回肠、结肠和直肠、盆腔。如果仍未发现病变,而胃或十二指肠内有积血,可沿长轴纵行切开胃窦前壁探查胃腔。切开胃壁时,要用超声刀、电凝或结扎进行有效的黏膜下血管止血,以免因胃壁出血而影响胃内探查。不必拘于胃壁的小切口,需要时可作 10 cm 以上,以便在直视下检查胃内壁所有部位。浅而较小的出血性溃疡多在胃底部,容易被忽略,常被胃内壁附着的血凝块遮盖。Dieulafoy 病表现为溃疡中含有一动脉瘤样变的小动脉残端。如果仔细检查胃内壁后仍未发现病变,则需用手指通过幽门,必要时纵行切开幽门,检查十二指肠球部后壁靠近胰头的部位。经上述探查,多能发现出血部位。

术中内镜检查已被越来越多地应用,尤其是在从胃肠道外的手术探查未有明确发现时更有意义。在胃壁切开一小口,清除积血后置入胃镜检查,可避免因牵拉造成胃肠黏膜损伤出血,而混淆真正的出血灶,且可简化探查步骤。术中胃镜配合分段钳夹阻断胃肠腔,自上而下用生理盐水反复冲洗,更有助于发现出血灶。手术探查与内镜相结合,可有机结合各自优势,提高探查成功率,简化手术操作,缩短手术和麻醉时间,减少手术创伤,有利于患者恢复。

关于探查明确后术式的选择,根据 DC 原则,应以快速止血为目标,故以溃疡出血面缝扎止血为主,可同时或单纯结扎溃疡周边供血血管,如胃十二指肠动脉和胰十二指肠上动脉。控制急性大出血后再进行药物治疗,减少胃酸分泌,多可获得较好效果。在急性大出血的情况下行胃切除术将增加患者的创伤应激,造成其病情危重,恢复困难,易发生各种术后并发症。基于现代强效抑酸药物的进步,因消化性溃疡而需行胃大部切除术的病例已明显减少。仅在既往内科治疗无效、溃疡病变严重、反复出血且评估患者条件允许时,可行胃大部切除术。若溃疡粘连严重无法切除,可行溃疡旷置术,但必须缝扎溃疡基底部的出血血管,并结扎溃疡区供血血管。肝硬化食管胃底静脉曲张破裂出血时,对 Child A 级和 B 级患者,首选断流手术,包括贲门周围血管离断术和胃底横断术;Child C 级患者因难以耐受而不宜行急诊手术,应尽量以非手术疗法止血。胆道出血可经胆总管用术中胆道镜探查,能提供一定的诊断信息,如出血来源于某个胆道分支,但较难发现确切部位,可行患侧肝动脉结扎术。因蛔虫或结石引起胆道出血者,去除病灶、胆道引流并配合患侧肝动脉结扎可达到止血效果。肝内胆管出血、肝癌或胆管癌出血时可结扎患侧肝动脉或肝固有动脉,此方法亦适用于术中出血已停止而无法确定出血部位的情况。肝脓肿侵蚀胆道出血应予脓肿清除引流,并行患侧肝动脉结扎术,若无法实施,或脓肿内腔有活动性出血时,可以碘仿纱条填塞压迫,术后 3～5 天开始逐渐拔除。脓腔内应留置引流管。

六、术后处理

经非手术或手术止血治疗后再次评估出血是否得到控制。若仍考虑存在活动性出血,可根据患者病情选择再次内镜、介入或手术治疗,且应优先考虑内镜和介入治疗,重复的剖腹手术将对患者造成更大创伤,易使病情发展至重症状态。待患者出血控制、病情稳定后可根据原发病转诊专科病房或出院随访,如消化性溃疡出血患者若幽门螺杆菌阳性,应予抗幽门螺杆菌治疗及抗溃疡治疗;肝硬化静脉曲张出血患者应针对其肝硬化病因(如病毒性肝炎、酒精性、胆汁淤积性、自身免疫性、遗传代谢及药物性肝病等)进行相应治疗。

第二节　下消化道大出血

下消化道出血是指 Treitz 韧带以下的消化道出血,但通常不包括痔和肛裂引起的出血,可分为急性大出血、活动性出血和隐性出血。当失血量超过 800 mL,引起血液循环不稳定甚至休克者称大出血。

一、病因

在我国结肠、直肠癌是最常见的病因,约占下消化道出血病例的 30%,其次是肠道息肉、炎症性病变、憩室及血管和全身性疾病。国外文献报道的下消化道出血中结肠出血占 95%,小肠出血约占 5%,其中结肠憩室出血比例高达 30%～40%,其次是结肠新生物、肛管直肠疾病和缺血性疾病等。下消化道大出血中由结直肠肿瘤和结肠炎引起的比例分别为 9% 和 14%。青壮年下消化道大出血病因以 Meckel 憩室和炎性肠病多见,而在老年人中憩室病是最常见病因。随我国人口老龄化进展,老年人中因血管性疾病导致的下消化道大出血有增加趋势。下消化道大出血病因可分为以下几类。

(一)肠道恶性肿瘤

结直肠癌,肠道恶性间质瘤,淋巴瘤,小肠腺癌,肠道转移性肿瘤。

(二)息肉

结直肠息肉,小肠息肉,家族性结肠息肉病。

(三)炎性肠病

溃疡性结肠炎,克罗恩病(尤以结肠克罗恩病发生大出血多见,而小肠少见),放射性肠炎,肠结核,急性坏死性小肠炎,非特异性结肠炎,结肠阿米巴,药物性肠炎。

(四)血管性疾病

肠血管畸形,先天性毛细血管扩张症,肠系膜动脉栓塞,肠系膜静脉血栓形成,结肠静脉曲张,小肠海绵状血管瘤,毛细血管瘤。

(五)憩室

小肠、结肠憩室,Meckel 憩室,肠道憩室病。

(六)全身性疾病

感染性疾病如败血症,流行性出血热,伤寒,钩端螺旋体病等;血液系统疾病如过敏性紫癜,血小板减少性紫癜,再生障碍性贫血,白血病,血友病,恶性网状细胞增多症等;寄生虫病。

(七)医源性出血

息肉切除术后,结肠镜创伤,小肠或结肠吻合口出血等。

二、病理生理

(一)肿瘤

出血机制多为溃疡型肿瘤侵犯血管或肿瘤坏死破溃出血。

(二)肠息肉

常因炎症、粪便、异物刺激或机械性损伤引起出血。

(三)炎性肠病

因合并溃疡或息肉形成而引起出血。

(四)血管性疾病

血管瘤破溃出血;血管栓塞或血栓形成导致小肠缺血,随后肠管静脉发生栓塞,肠壁毛细血管充血,甚至破裂出血,继而发生溃疡和坏死。

(五)憩室

可因炎症继发溃疡、出血和穿孔。

(六)全身性疾病

因凝血功能障碍或弥散性血管内凝血(DIC)导致出血。

(七)医源性出血

多为直接损伤,或术后肠壁、吻合口血管残端出血。

三、临床表现

(一)便血

急性下消化道大出血的主要临床表现为便血,由于出血量、出血速度、出血位置及血液在肠道存留时间长短不同,血便可为鲜红色、暗红色或柏油样黑便。若有大便与血相混,提示出血部位多在小肠或高位结肠,若血液附于大便表面,提示出血部位多来自直肠或肛管。

(二)腹痛

基于出血的不同原因,肠道炎性疾病、癌性溃疡刺激、肿瘤引起梗阻等均可引起腹痛。

(三)伴随症状

常见腹泻、腹胀、里急后重感、发热,急性出血量大者可出现休克。

四、辅助检查

(一)直肠指诊

约70%的直肠癌可通过直肠指诊发现。

(二)结肠镜检查

在下消化道大出血中,结肠镜实现了最多数的特异性诊断和直接治疗。若结肠镜不能到达近端结肠,可应用虚拟结肠镜(即CT三维重建影像)弥补。

(三)胶囊内镜(capsule endoscopy,CE)

胶囊内镜是小肠病变诊断措施的重要变革。在消化道出血的辅助检查中,可作为标准内镜检查结果阴性后的下一步选择。对诊断小肠病变出血具有重要意义。但胶囊内镜目前尚不能完成活组织检查,不能在检查过程中实施治疗,且在食管、胃及结肠段不能获得满意的视野信息,在急性大出血时并不适用。

(四)双气囊小肠镜(double balloon enteroscopy,DBE)

DBE 作为消化内镜领域的一项新技术,不仅可对全小肠直视观察,而且可进行止血、切除息肉、黏膜下注射等治疗,其不足之处包括检查效果有限、耗时、镇静要求及肠粘连影响,在急性大出血时并不适用。常见并发症包括小肠穿孔和胰腺炎。

(五)推进式小肠镜(push-type small-bowel endoscope,PE)

对于 $50\sim150$ cm 的近端小肠病损,PE 可进行活组织检查和治疗性干预。尽管其诊断效果小于胶囊内镜,但有前瞻性对比研究表明,PE 比 DBE 具有更高的诊疗效益。因此 PE 可作为近端小肠病损的首选内镜检查,但在病情紧急的消化道大出血时应用受限。

(六)CTA

具有无创、快捷、多层螺旋获取和多平面重建等优势,已成为消化道出血影像诊断的重要方法。在动物模型中 CTA 可探测到 0.3 mL/min 的流体,在临床上也表现出与 DSA 相同的敏感度,对出血灶的定位准确率接近 100%。CTA 无创、适应证广泛,可以可靠地指导血管介入治疗或手术治疗。但在急性大出血病情紧急的情况下实用性不如 DSA。

(七)核素扫描

以 ^{99m}Tc 标记红细胞为标记物的核素扫描是一项敏感、无创的检查,主要用于探测消化道出血的存在与否,0.1 mL/min 的出血量即可被探知,延迟扫描更可以探测到间断性出血,但也可能会被远离出血灶的积血误导。核素扫描诊断灵敏度高,但定位出血灶的能力差,不适用于急性大出血时的检查。

(八)DSA

可确认大于 0.5 mL/min 的出血,定位准确,并且可以发现血管扩张、畸形、肿瘤等病变。DSA 检查同时可以进行栓塞、注药等止血治疗。对于消化道急性大出血,特别对涉及长段肠道的下消化道大出血,是一种具有微创优势的诊疗方法,条件允许时应优先于剖腹探查选择。实践中 DSA 显示造影剂外溢的机会仅有 20%,但仍可以根据血管痉挛、肿瘤等征象为诊断和手术提供重要参考信息。

（九）钡剂灌肠检查

钡剂灌肠快速、无创，但不能明确是否存在活动性出血，不适用于危重病例，且不能良好显示肠炎等黏膜表面病变。因此对下消化道大出血无应用价值。

（十）术中内镜

方法是经剖腹手术或腹腔镜手术进入腹腔后，作肠壁小切口置入内镜进行肠道检查。术中内镜可以有机结合两种技术的优势，提高诊断率、安全性，减小创伤。特别是对涉及长段肠道的下消化道大出血，有时手术探查寻找病灶仍然十分困难，且可能因探查中的牵拉挤压等造成损伤，与原发病灶混淆，而术中内镜则可以在很大程度上解决这些问题，目前应用已日益广泛。

五、诊断

结合病史、症状、体征、辅助检查或手术探查以明确其病变部位及性质。

（1）多数下消化道大出血由消化道本身疾病所致，少见为全身性疾病的局部表现。

（2）胃肠道手术史、外伤史或遗传病史可提示下消化道大出血的病因。

（3）便血性质可提示出血部位、速度、数量和病变性质：鲜血与粪便不相混合提示肛管、直肠病变，血与粪便混合提示出血部位来自小肠或结肠，粪便呈脓血样或血便伴有黏液和脓液应考虑炎性肠病或结直肠癌，便血伴有剧烈腹痛和/或腹胀应考虑肠系膜血管栓塞、出血坏死性肠炎、缺血性结肠炎、肠套叠等；伴有皮肤或其他器官出血者多提示血液系统疾病、急性感染性疾病、寄生虫病等，伴有腹部肿块者应考虑结肠癌、肠套叠等。

（4）辅助检查在下消化道大出血的诊断中具有至关重要的作用。结肠镜可在确定病变部位后进行内镜下止血治疗，DSA可发现活动性出血或间接病变依据，并同时行介入止血治疗。以上方法都具有微创优势，都可作为最终治疗措施或手术治疗前的暂时止血措施。计算机断层扫描血管造影（CTA）为无创检查，可发现肿瘤、肠系膜血管栓塞或血栓形成、出血等，但对于病情危重的急性大出血，其应用受限。

（5）由于上消化道大出血也可有便血和黑便，可安置鼻胃管或行胃镜检查以鉴别。

（6）医疗技术进步已大大拓宽了下消化道大出血诊疗方法的选择范围，因此医师对各种诊疗方式的优缺点、适应证和禁忌证的熟练掌握非常重要（表4-1）。

表 4-1　下消化道大出血常用检查方法比较

方法	定位率	优点	缺点	并发症率
结肠症	60%~97%	可进行治疗 低复发率(<10%)	依赖于操作者技能,需要充 分肠道准备	<5%
DSA	47%	可进行治疗 低复发率(<10%)	依赖于操作者技能,造影剂 肾病风险,出血风险	5%~10%
CT	50%~86%	低风险,快速,不需要 肠道准备	不能进行治疗,造影剂肾病 风险	未知

六、治疗

下消化道大出血的诊断以定位为先,明确诊断后根据病变性质和出血缓急行不同处理。

(一)非手术治疗

下消化道大出血通常没有上消化道大出血猛烈,多可通过非手术治疗止血,因出血引起休克者占少数。所以积极的支持疗法不仅可作为保守治疗方案,也可为其他治疗争取时间。措施包括绝对卧床休息,严密观察生命体征,定期复查血常规,建立大通量或多条静脉通道,留置鼻胃管排除上消化道出血,配血备血和给予适当输血,液体复苏等。

内镜下止血方法包括局部喷洒或注射药物止血,如 5%孟氏液、去甲肾上腺素、无水酒精等;高频电凝、激光、微波止血;内镜黏膜下层切除术(endoscopic submucosal dissection,ESD)适用于绝大部分消化道息肉、早期癌和黏膜下肿瘤,消化道息肉电切术后出血、组织活检后出血等;生物夹、钛夹等钳夹止血主要适用于直径小于 3 mm 血管的出血。

血管介入治疗是目前腹腔急性出血性疾病的重要微创诊疗方法。经 DSA 发现活动性出血或可能出血病灶后,可进行局部注药(血管加压素、肾上腺素、去甲肾上腺素等动脉内灌注)或栓塞治疗,包括选择性或超选择性动脉栓塞,可根据不同病因采用不同的短暂或永久性栓塞材料,如溃疡、糜烂、憩室等可采用短暂性栓塞剂止血,如明胶海绵,而对动静脉畸形、血管瘤、静脉曲张等可采用永久性栓塞剂,如 PVA 粒子和金属线圈。而多聚物、硅胶及无水酒精可阻塞末梢血管而引起肠管缺血坏死,一般不用于肠道出血病例。栓塞治疗有发生脏器梗死的可能,但超选择性动脉栓塞已大大减少此不良反应。血管介入治疗可作为最终治疗,使部分患者免于急症手术的创伤,也可作为探查手术前的暂时止血措施,为手术准备赢得时间,有利于患者恢复,故在具备条件时应优先选用。血管介入治疗也为无法耐受剖腹手术的大出血患者提供了有效的治疗选择。

(二)手术治疗

对下消化道大出血不主张轻易进行剖腹探查,若有下列情况则应进行剖腹探查:活动性大出血并出现血流动力学不稳定,不允许进行内镜或 DSA 检查;出血持续,但上述检查未发现出血部位;反复类似的严重出血。术中应全面仔细探查,应全程仔细触摸消化道,并将肠道提出,选用肠段灯光透照、术中肠段隔离法、术中内镜、肠系膜动脉注入亚甲蓝、术中动脉造影等方法明确出血部位并给予相应治疗。在《新英格兰医学杂志》(The New England Journal of Medicine,NEJM)近期的一篇空肠憩室出血个案报道中,作者通过术前介入经肠系膜血管注入亚甲蓝以定位出血肠段,有利于术中迅速确定出血肠管和切除病灶,是一种有推广价值的新方法。

随着腹腔镜手术的快速进展,近年来腹腔镜技术在下消化道出血中的应用也得到发展。腹腔镜手术可全面探查腹盆腔各部,主要适应于肠扭转、肠套叠、急性出血坏死性小肠炎、憩室炎、克罗恩病、肿瘤等,若结合内镜,即采用双镜联合技术更可提高诊断率,并可能通过腹腔镜手术切除病灶。腹腔镜及双镜联合技术最大的优势在于创伤小、应激反应轻,有利于患者恢复。但需注意掌握腹腔镜手术的适应证,在存在腹腔粘连、探查不清或大出血病情紧急时不适用。双镜联合技术对小肠病变的应用价值亦有限。

下消化道大出血急诊手术的术式选择,最常用的有病变肠段切除术和憩室切除术。对肠道弥漫性或多发病变,以及患者无法耐受肠切除吻合术时,可选用肠造口术,减少肠内容物对病灶的刺激,有利于止血,可暂时缓解病情,为二期手术创造条件,多用于结肠病变的处理。对不能耐受肠切除吻合术或肠道病变范围广,出血不易控制的情况,也可选用肠系膜下动脉,直肠上动脉或髂内动脉结扎术控制出血,这些动脉供血区域存在侧支循环,术后很少发生缺血性并发症。

(三)下消化道大出血诊断与治疗流程

下消化道大出血涉及肠道长,病因种类多,诊疗方法亦多样,在此推荐一套诊疗流程,以帮助整合资源、快速有效地处理下消化道大出血。(图 4-4)

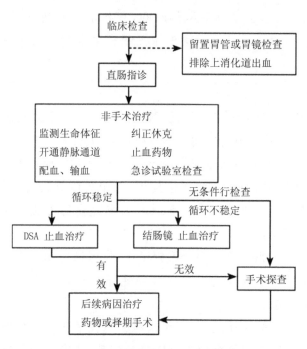

图 4-4   下消化道大出血诊疗流程

七、术后处理

(一)术后常规处理

术后患者应绝对卧床休息,严密观察生命体征,复查监测血常规,给予肠外营养支持,术前有休克者应继续给予充足的晶体和胶体液支持,判断无活动性出血后即可从小量起递增恢复流质饮食。酌情给予止血药、生长抑素等。

(二)内镜和介入治疗后处理

内镜治疗后需严密观察腹部体征,警惕再出血、继发性肠穿孔、弥漫性腹膜炎,一旦发现则需紧急手术。介入治疗后需密切观察有无继续出血,若仍有活动性出血应及时手术治疗。

第五章

胃、十二指肠疾病

第一节　胃肠道异物

胃肠道异物主要见于误食、进食不当或经肛门塞入。美国消化内镜学会2011年《消化道异物和食物嵌塞处理指南》指出,异物摄入和食物团嵌塞在临床上并非少见,80%以上的异物可以自行排出,无须治疗。但故意摄入的异物63%~76%需要行内镜治疗,12%~16%需要外科手术取出。经肛途径异物常见于借助器具的经肛门性行为,医源性(纱布、体温计等)遗留,外伤或遭恶意攻击塞入,绝大多数可通过器械辅助＋手法取出,少数需外科手术治疗。下文按两种途径分别阐述。

一、经口吞入异物

(一)病因

1.发病对象

多数异物误食发生在儿童,好发年龄段在6个月至6岁;成年人误食异物多发生于精神障碍、酒精中毒以及在押人员等,可一次吞入多种异物,也可有多次吞入异物病史;牙齿缺如的老年人易吞入没有咀嚼的大块食物或义齿。

2.异物种类

报道种类相当多,多为动物骨刺、牙签、果核、别针、鱼钩、食品药品包装、义齿、硬币、纽扣电池等,也有磁铁、刀片、缝针、毒品袋及各种易于拆卸吞食的物品,笔者曾手术取出订书机、门扣、钢笔等。在押人员吞食的尖锐物品较多,常用纸片、塑料等包裹后再吞下,但仍存在风险。

(二)诊断

1.临床表现

多数病例并无明显症状。完全清醒、有沟通能力的儿童和成人,一般都能确定吞食的异物,指出不适部位。一些患者并不知道他们吞食了异物,而在数小时、数天甚至数年后出现并发症。幼儿及精神病患者可能对病史陈述不清,如果突然出现呛咳、拒绝进食、呕吐、流涎、哮鸣、血性唾液或呼吸困难等症状时,应考虑到吞食异物的可能。颈部出现肿胀、红斑、触痛或捻发音提示口咽部损伤或上段食管穿孔。腹痛、腹胀、肛门停止排气应考虑肠梗阻。发热、剧烈腹痛等腹膜炎体征提示消化道穿孔可能。在极少数情况下可出现脸色苍白、四肢湿冷、心悸、口渴、焦虑不安或淡漠以至昏迷,可能为异物刺破血管,造成失血性休克所致。

2.体格检查

对于消化道异物病例,病史、辅助检查远较体格检查重要。多数患者无明显体征。当出现穿孔、梗阻及出血时,相应出现腹膜炎、腹胀或休克等体征。

3.辅助检查

(1)胸腹正侧位 X 线片:可诊断大多数消化道异物及位置,了解有无纵隔和腹腔游离气体,然而鱼刺、木块、塑料、大多数玻璃和细金属不容易被发现。不推荐常规钡餐检查,因有误吸危险,且造影剂裹覆异物和食管黏膜,可能会给内镜检查造成困难。

(2)CT 扫描:可提高异物检出的阳性率,且更好地显示异物位置和与周围脏器的关系,但是对透 X 线的异物为阴性。

(3)手持式金属探测仪:可检测多数吞咽的金属异物,对儿童可能是非常有用的筛查工具。

(4)内镜检查:结肠镜和胃镜是消化道异物诊疗的最常用方法,且可以直接取出部分小异物。

需特别指出的是,一些在押人员为逃避关押,常用乳胶避孕套或透明薄膜包裹尖锐金属异物后吞食,或将金属异物贴于后背造成 X 线片假象,应当予以鉴别。

(三)治疗

首先了解通气情况,保持呼吸道通畅。

1.非手术治疗

包括等待或促进异物自行排出和内镜治疗。

(1)处理原则:消化道异物一旦确诊,必须决定是否需要治疗、紧急程度和治疗方法。影响处理方法的因素包括患者年龄,临床状况,异物大小、形状和种类,存留部位,内镜医师技术水平等。内镜介入的时机,取决于发生误吸或穿孔的可能性。锋利物体或纽扣电池停留在食管内,需紧急进行内镜治疗。异物梗阻食管,为防止误吸,也需紧急内镜处理。圆滑无害的小型异物则很少需要紧急处理,大多可经消化道自发排出。任何情况下异物或食团在食管内的停留时间都不能超过 24 小时。儿童患者异物存留于食管的时间可能难以确定,因此可发生透壁性糜烂、瘘管形成等并发症。喉咽部和环咽肌水平的尖锐异物,可用直接喉镜取出。而环咽肌水平以下的异物,则应用纤维胃镜。胃镜诊治可以在患者清醒状态下或是在静脉基础麻醉下进行,取决于患者年龄、配合能力、异物类型和数量。

(2)器械:取异物必须准备的器械包括鼠齿钳、鳄嘴钳、息肉圈套器、息肉抓持器、Dormier 篮、取物网、异物保护帽等。有时可先用类似异物在体外进行模拟操作,以设计适当的方案。在取异物时使用外套管可以保护气道,防止异物掉入,取多个异物或食物嵌塞时允许内镜反复通过,取尖锐异物时可保护食管黏膜免受损伤。对于儿童外套管则并不常用。异物保护帽用于取锋利的或尖锐的物体。为确保气道通畅,气管插管是一备选方法。

(3)钝性异物的处理:使用异物钳、鳄嘴钳、圈套器或者取物网,可较容易地取出硬币。光滑的球形物体最好用取物网或取物篮。在食管内不易抓取的物体,可以推入胃中以更易于抓取。有报道在透视引导下使用 Foley 导管取出不透 X 线的钝性物体的方法,但取出异物时 Foley 导管不能控制异物,不能保护气道,亦不能评估食管损伤状况,故价值有限。如果异物进入胃中,大多在 4～6 天内排出,有些异物可能需要长达 4 周。在等待异物自行排出的过程中,要指导患者日常饮食,可以增服一些富有纤维素的食物(如韭菜),以利异物排出,并注意观察粪便以发现排出的异物。小的钝性异物,如果未自行排出,但无症状,可每周进行一次 X 线检查,以跟踪其进程。在成人,直径>2.5 cm 的圆形异物不易通过幽门,如果 3 周后异物仍在胃内,就应进行内镜处理。异物一旦通过胃,停留在某一部位超过 1 周,也应考虑手术治疗。发热、呕吐、腹痛是紧急手术探查的指征(图 5-1)。

(4)长形异物的处理:长度超过 6～10 cm 的异物,诸如牙刷、汤勺,很难通过十二指肠。可用长型外套管(>45 cm)通过贲门,用圈套器或取物篮抓住异物拉入外套管中,再将整个装置(包括异物、外套管和内镜)一起拉出(图 5-2)。

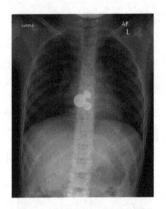

图 5-1　X 线检查见钝性异物

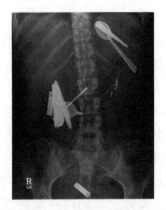

图 5-2　X 线见长形异物

　　(5)尖锐异物的处理：因为许多尖锐和尖细异物在 X 线下不易显示，所以，X 线检查阴性的患者必须行内镜检查。停留在食管内的尖锐异物应急诊治疗。环咽肌水平或以上的异物也可用直接喉镜取出。尖锐异物虽然大多数能够顺利通过胃肠道而不发生意外，但其并发症率仍高达 35％。故尖锐异物如果已抵达胃或近端十二指肠，应尽量用内镜取出，否则应每天行 X 线检查确定其位置，并告诉患者在出现腹痛、呕吐、持续体温升高、呕血、黑便时立即就诊。对于连续 3 天不前行的尖锐异物，应考虑手术治疗。使用内镜取出尖锐异物时，为防黏膜损伤，可使用外套管或在内镜端部装上保护兜。

　　(6)纽扣电池的处理：对吞入纽扣电池的患者要特别关注，因纽扣电池可能在被消化液破坏外壳后有碱性物质外泄，直接腐蚀消化道黏膜，很快发生坏死和穿孔，导致致命性并发症(图 5-3)，故应急诊处理。通常用内镜取石篮或取物网都能成功。另一种方法是使用气囊，空气囊可通过内镜工作通道，到达异物远端,将气囊充气后向外拉,固定住电池一起取出。操作过程中应使用外套管或气管插管保护气道。如果电池不能从食管中直接取出,可推入胃中用取物篮取出。若电池在食管以下,除非有胃肠道受损的症状和体征,或反复 X 线检查显示较大的电池(直径>20 mm)停留在胃中超过 48 小时,否则没有必要取出。电池一旦通过十二指肠,85% 会在 72 小时内排出。这种情况下每 3～4 天进行一次 X 线检查是适当的。使用催吐药处理吞入的纽扣电池并无益处,还会使胃中的电池退入食管。胃肠道灌洗可能会加快电池排出,泻药和抑酸剂并未证明对吞入的电池有任何作用。

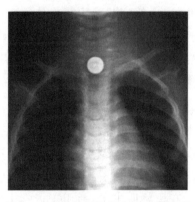

图 5-3　食管内纽扣电池的 X 线表现

(7)毒品袋的处理:"人体藏毒"是现代毒品犯罪的常见运送方法,运送人常将毒品包裹在塑料中或乳胶避孕套中吞入。这种毒品包装小袋在 X 线下通常可以看到,CT 检查也可帮助发现。毒品袋破损会致命,用内镜取出时有破裂危险,所以禁用内镜处理。毒品袋在体内若不能向前运动,出现肠梗阻症状,或怀疑毒品袋有破损可能时,应行外科手术取出。

(8)磁铁的处理:吞入磁铁可引起严重的胃肠道损伤和坏死。磁铁之间或与金属物体之间的引力,会压迫肠壁,导致坏死、穿孔、肠梗阻或肠扭转,因此应及时去除所有吞入的磁铁。

(9)硬币的处理:最常见于幼儿吞食。如果硬币进入食管内,可观察 12～24 小时,复查 X 线检查,通常可自行排出且无明显症状。若出现流涎、胸痛、喘鸣等症状,应积极处理取出硬币。若吞入大量硬币,还需警惕并发锌中毒。

(10)误食所致直肠肛管异物的处理:多因小骨片、鱼刺、小竹签等混在食物中,随进食时大口吞咽而进入消化道,随粪便进入直肠,到达狭窄的肛管上口时,因位置未与直肠肛管纵轴平行而嵌顿,可刺伤或压迫肠壁过久,导致直肠肛管损伤。小骨片等直肠异物经肛门钳夹取出一般不难,但有时异物大部分刺入肠壁,肛窥直视下不易寻找,需用手指仔细触摸确定部位,取出异物后还需仔细检查防止遗漏。

2.手术治疗

(1)处理原则。需手术治疗的情况包括:①尖锐异物停留在食管内,或已抵达胃或近端十二指肠,内镜无法安全取出者,或已通过近端十二指肠,每天行X线检查连续3天不前行;②钝性异物停留胃内3周以上,内镜无法取出,或已通过胃,但停留在某一部位超过1周;③长形异物很难通过十二指肠,内镜也无法取出;④出现梗阻、穿孔、出血等症状及腹膜炎体征。

(2)手术方式。进入消化道的异物可停留在食管、幽门、回盲瓣等生理性狭窄处,需根据不同部位采取不同手术方式。①开胸异物取出术:尖锐物体停留在食管内,内镜无法取出,或已造成胸段食管穿孔,甚至气管割伤,形成气管-食管瘘,继发纵隔气肿、脓肿、肺脓肿等,均应行开胸探查术,酌情可采用食管镜下取出异物加一期食管修补术、食管壁切开取出异物或加空肠造瘘术。②胃前壁切开异物取出术:适用于胃内尖锐异物,或钝性异物停留胃内3周以上,内镜无法取出者,术中全层切开胃体前壁,取出异物后再间断全层缝合胃壁切口,并作浆肌层缝合加固。③幽门切开异物取出术:适用于近端十二指肠内尖锐异物,或钝性异物停留近端十二指肠1周以上,或长形异物无法通过十二指肠,内镜无法取出者。沿胃纵轴全层切开幽门,使用卵圆钳探及近端十二指肠内的异物并钳夹取出,过程中注意避免损伤肠壁,不可强行拉出,取出异物后沿垂直胃纵轴方向横行全层缝合幽门切口,并作浆肌层缝合加固,行幽门成形术。④小肠切开异物取出术:适用于尖锐异物位于小肠内,连续3天不前行,或钝性异物停留小肠内1周以上时。术中于异物所在部位沿小肠纵轴全层切开小肠壁,取出异物后,垂直小肠纵轴全层缝合切口,并作浆肌层缝合加固。⑤结肠异物取出术:适用于尖锐异物位于结肠内连续3天不前行,或钝性异物停留结肠内1周以上,肠镜无法取出者。绝大多数结肠钝性异物可推动,对于降结肠、乙状结肠的钝性异物多可开腹后顺肠管由肛门推出,对于升结肠、横结肠的钝性异物可挤压回小肠,再行小肠切开异物取出术。对于结肠内尖锐异物,可在其所处部位切开肠壁取出,根据肠道准备情况决定是否一期缝合,也可将缝合处外置,若未愈合则打开成为结肠造瘘,留待以后行还瘘手术,若顺利愈合则可避免结肠造瘘,3个月后再将外置肠管还纳腹腔。⑥特殊情况:对于梗阻、穿孔、出血等并发症,如梗阻严重术中可行肠减压术、肠造瘘术等;穿孔至腹腔者,需行肠修补术(小肠)或肠造瘘术(结肠),并彻底清洗腹腔,放置引流;肠坏死较多者需切除坏死肠段,酌情一期吻合(小肠)或肠造瘘(结肠);尖锐异物刺破血管者予相应止血处理。

二、经肛门置入异物

(一)病因

1.发病对象

多由非正常性行为引起,患者多见为 30～50 岁之间男性。偶有外伤造成异物插入、体内藏毒,或因排便困难用条状物抠挖过深难以取出等,极少数为医疗操作遗留。

2.异物种类

多为条状物和瓶状物,种类繁多,曾见于临床的有按摩棒、假阳具、黄瓜、衣架、茄子、苹果、雪茄、灯泡、圣诞饰品、啤酒瓶、扫帚、钢笔、木条等,也有因外伤插入的钢条,极少数情况为医源性纱布、体温计等。(图 5-4)

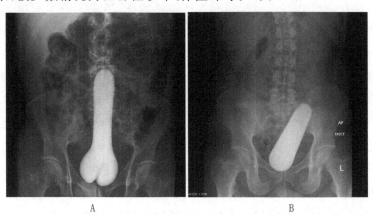

图 5-4　经肛塞入直肠的异物(X 线腹平片)

(二)诊断

1.临床表现

异物部分或全部进入直肠,造成肛门疼痛,腹胀,直肠黏膜和肛门括约肌损伤者有疼痛及出血,若导致穿孔可出现剧烈腹痛、会阴坠胀、发热等症状,合并膀胱损伤者有血尿、腹痛、排尿困难等症状。一部分自行取出异物的患者,仍有可能出现出血和穿孔,此类患者往往羞于讲述病因,可能为医师诊断带来困难。较轻的异物性肛管直肠损伤,由于就诊时间晚,多数发生局部感染症状。

2.体格检查

由于患者多羞于就医,就医前多自行反复试图取出异物,就医后也可能隐瞒部分病史,因此体格检查尤为重要。腹部体检有腹膜炎体征者,应怀疑穿孔和腹腔脏器损伤,肛门指诊为必须项目,可触及异物,探知直肠和括约肌损伤情况。

3.辅助检查

体格检查怀疑穿孔可能时,血常规检查白细胞计数和中性粒细胞比值升高有助于帮助判断。放射学检查尤为重要,腹部立卧位 X 线片可显示异物形状、位置,CT 扫描有助于判断是否穿孔及发现其他脏器损伤。

(三)治疗

1.处理原则

(1)对直肠异物病例首先需明确是否发生直肠穿孔,向腹腔穿孔将造成急性腹膜炎,腹膜返折以下穿孔将引起直肠周围间隙严重感染。X 线腹平片可显示异物位置和游离气体,可帮助诊断穿孔。若患者出现低血压,心动过速,严重腹痛或会阴部红肿疼痛,发热,体查发现腹膜炎体征,X 线腹平片存在游离气体,可诊断为直肠穿孔。应立即进行抗休克和抗生素治疗,尽快完善术前准备,放置尿管,急症手术。若病情稳定,生命体征正常,但不能排除穿孔,可行 CT 检查以协助诊断。此类穿孔通常发生于腹膜返折以下,CT 扫描可发现直肠系膜含气、积液,周围脂肪模糊。当异物被取出或进入乙状结肠,行肛门镜或肠镜检查可明确乙状结肠直肠损伤或异物位置。

(2)对于没有穿孔和腹膜炎,生命体征稳定的患者,大多数异物可在急诊室或手术室内取出。近肛门处异物可直接或在骶麻下取出。对远离肛门进入直肠上段或乙状结肠的异物不可使用泻剂和灌肠,这可能造成直肠损伤,甚至可能将异物推至更近端的结肠,可尝试在肛门镜或肠镜下取出,否则只能手术取出异物。

(3)取出异物后,应再次检查直肠,以排除缺血坏死或肠壁穿孔。

(4)应当指出的是,直肠异物患者中同性恋者较多,为人类免疫缺陷病毒(HIV)感染高危人群,在处理直肠异物尤其是尖锐异物时,医务人员应注意自身防护。

2.经肛异物取出

多采用截石位,有利于暴露肛门,而且便于下压腹部,以助取出异物。

使直肠和肛门括约肌放松是经肛异物取出的关键,可以用腰麻、骶麻或静脉麻醉,配合充分扩肛,以利于暴露和观察。如果异物容易被手指触到,可在扩肛后使用 Kocher 钳或卵环钳夹持住异物,将其拉至肛缘取出。之后需用乙状结肠镜或肠镜检查远端结肠和直肠有无损伤。直肠异物种类很多,需根据具体情况设计不同方案取出。

(1)钝器:如前所述,在患者充分镇静、扩肛、异物靠近肛管的情况下,使用器械钳夹或手指可较为容易地取出异物。在操作过程中可要求患者协助作用力排便动作,使异物下降靠近肛管,以便取出(图 5-5)。

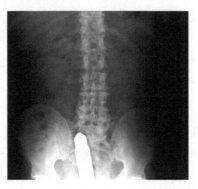

图 5-5　直肠内钝器的 X 线表现

(2)光滑物体:光滑物体如酒瓶、水果等不易抓取,水果等破碎后无伤害的物体可以破碎后取出,但酒瓶、灯泡等破裂后可造成损伤的物体应小心避免其破碎。光滑异物与直肠黏膜紧密贴合,将异物向下拉扯时可形成真空吸力妨碍取出,此时可尝试放置 Foley 尿管在异物与直肠壁之间,扩张尿管球囊,使空气进入,去除真空状态,取出异物。(图 5-6)

(3)尖锐物体:尖锐物体的取出比较困难,而且存在黏膜撕裂、出血、穿孔等风险,需要外科医师在直视或内镜下仔细、耐心操作。异物取出后应再次检查直肠以排除损伤。(图 5-7)

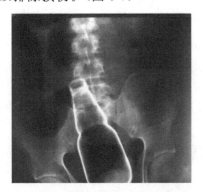

图 5-6　直肠内光滑物体 X 线表现

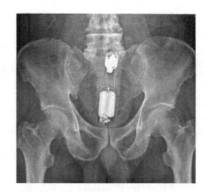

图 5-7　直肠内尖锐物体 X 线表现

3.肠镜下异物取出

适用于上段直肠或中下段乙状结肠,肠镜可提供清晰的画面,可观察到细小的直肠黏膜损伤。有报道使用肠镜可顺利取出 45% 的乙状结肠异物和 76% 的直肠异物,而避免了外科手术。常用方法是用息肉圈套套住异物取出。使用肠镜还可起到去除真空状态的作用,适用于光滑异物的取出。成功取出异物后应在肠镜下再次评估结直肠损伤情况。

4.手术治疗

经肛门或内镜多次努力仍无法取出异物时需手术取出。有穿孔、腹膜炎等情况也是明确的手术适应证。在开腹或腹腔镜手术中,可尝试将异物向远端推动,以尝试经肛门取出。不能成功则须开腹切开结肠取出异物,之后可根据结肠清洁程度一期缝合,或将缝合处外置。若异物已导致结直肠穿孔,则按结直肠损伤处理。还应注意勿遗漏多个异物,或已破碎断裂的异物部分。

(四)并发症及术后处理

直肠异物最危险的并发症是直肠或乙状结肠穿孔,接诊医师应作三方面的判断:①患者全身情况;②是否存在穿孔,穿孔部位位于腹腔还是腹膜返折以下;③腹腔穿刺是否存在粪样液体。治疗的4D原则是粪便转流,清创,冲洗远端和引流。

若发现直肠黏膜撕裂,最重要的是确认有否肠壁全层裂伤,若排除后,较小的撕裂出血一般为自限性,无需特殊处理,而撕裂较大时需在麻醉下缝合止血,或用肾上腺素生理盐水纱布填塞。术后3天内应调整饮食或经肠外营养支持,尽量减少大便。

开腹取异物术后易发切口感染,对切口的处理可采用甲硝唑冲洗、切口内引流,或采用全层减张缝合关腹,并预防性使用抗生素。

若因肛门括约肌损伤或断裂导致不同程度大便失禁,需进行结肠造瘘术、括约肌修补或成形术和造瘘还纳术的多阶段治疗。

第二节　急性胃扭转与胃扩张

一、急性胃扭转

胃因各种原因而发生沿其纵轴或横轴的过度转位称为胃扭转,但先天性内脏反位除外。胃扭转可发生于任何年龄,但以40～60岁多见。胃扭转在临床并不常见,有急性和慢性之分,慢性较急性常见。急性胃扭转与解剖异常有密切关系,发展迅速,不易诊断,常导致治疗延误,以往报道死亡率可高达30%～50%,但随着现代诊疗技术的进步,病死率已降至1%～6%。

(一)病因

急性胃扭转多数存在解剖学因素,在不同诱因激发下致病。胃的正常位置主要依靠食管下端和幽门固定,其他部位由肝胃韧带、胃结肠韧带、胃脾韧带以及十二指肠制约,故不能作180°的转动。若韧带松弛或缺如,在某些诱因下即可发生部分或全部胃扭转。暴饮暴食、急性胃扩张、胃下垂等都是胃扭转的诱发因素。较大的食管裂孔疝、膈疝、膈肌膨出、周边脏器如肝脏或胆囊的炎性粘连等,都可使胃的解剖位置变化或韧带松弛,而发生继发性胃扭转。

(二)临床分型

根据扭转方式不同,可分为以下3型。

1.纵轴型或器官轴型

胃沿贲门与幽门的连线(纵轴)发生旋转,胃大弯向上向右翻转,致小弯向下,大弯向上。胃可自前方或后方发生旋转,有时横结肠亦随大弯向上移位。

2.横轴型或系膜轴型

即胃沿小弯中点至大弯的连线(横轴)发生旋转。幽门向上向左旋转,胃窦转至胃体之前,或胃底向下向右旋转,胃体转至胃窦之前。胃前后壁对折而形成两个腔。

3.混合型

混合型扭转兼有上述两型不同程度的扭转,约占10%。3种类型中以横轴型扭转常见,纵轴型次之,混合型少见。

(三)临床表现

急性胃扭转起病突然,有突发的上腹部疼痛,程度剧烈,并放射至背部或左胸肋部。常伴频繁呕吐,量不多,不含胆汁。如为胃近端梗阻则为干呕。胃管常难以插入。体检见上腹膨胀而下腹柔软平坦。急性胃扭转造成较完全的贲门梗阻时,上腹局限性膨胀疼痛、反复干呕和胃管不能插入三联征被认为是诊断依据。如扭转程度较轻,则临床表现很不典型。

(四)辅助检查

1.实验室检查

血常规可出现白细胞、中性粒细胞数升高,出现并发症如上消化道大出血时,则出现急性血红蛋白下降。亦可出现低钠、低钾血症等。

2.影像学检查

(1)X线检查:立位胸腹部平片可见左上腹有宽大液平的胃泡影,胃角向右上腹或向后固定,不随体位改变,左侧膈肌抬高或有膈疝表现,犹如胃泡位于下胸腔。

(2)上消化道钡剂检查:在胃扭转早期可见十二指肠无钡剂充盈,典型表现为钡剂不能通过贲门。若经胃管减压成功,缓解急症状态后再行钡剂造影检查,纵轴型扭转可见胃上下颠倒,胃大弯位于胃小弯之上,胃底液平面不与胃体相连,胃体变形,幽门向下,胃黏膜皱襞可呈扭曲走行;横轴型扭转可见胃食管连接处位于膈下的异常低位,而远端胃位于头侧,胃体、胃窦重叠,贲门和幽门可在同一水平,食管下端梗阻,呈尖削阴影。

3.内镜检查

急性胃扭转时行胃镜检查具有难度,可发现镜头插入受阻,胃内解剖关系失常,包括胃大弯侧纵行皱襞在上方,而胃小弯在下方,胃前后位置颠倒,胃形态改变或消失,无法看见幽门等。在有些患者可发现食管炎、胃肿瘤或胃溃疡。经内镜充气或旋转镜身等操作后部分胃扭转可复位,成为胃扭转良好的非手术治疗选择。

(五)治疗

急性胃扭转少见于临床,且其临床表现与其他急腹症有混淆之处,容易发生误诊。发生急性胃扭转时应先试行放置胃管,若能抽出部分液体气体,可以缓解急性症状,为进一步检查和治疗创造条件。胃镜已成为诊断和治疗本病的主要手段。

胃镜复位方法:胃镜通过贲门后先注气扩张胃体腔,然后循腔进镜,以确定胃扭转的类型、部位、方向、程度,依胃扭转的类型采取不同方法复位。若胃腔潴留液过多,应首先吸出再注气循腔进镜,根据扭转方向逆时针或顺时针旋转镜身并向前推进,若能看见幽门,继续注气即可复位,有时需要旋转数次方能复位。若侧卧位胃镜不易进入胃腔,让患者变换为仰卧可能容易将胃镜置入。复位后可给患者腹部加压,进流质饮食3天。

急性胃扭转若胃管减压和内镜诊疗未成功,即应急诊手术治疗。胃扭转可能导致胃壁缺血坏死,但少见。多数情况下术前诊断难以明确,而是以急腹症诊断剖腹探查,在术中明确诊断。若胃扩张明显,应先抽除积气积液后再探查。若发现导致胃扭转的病因,如膈疝、胃肿瘤和溃疡、粘连带、周围韧带松弛等,应针对病因进行手术治疗,如膈疝修补和胃固定术等。若需行胃切除术或较复杂的手术,必须评估患者整体情况,在可耐受的情况下进行。否则应遵循损伤控制原则,以最简单迅速的方式结束手术,病情好转后再行后期治疗。围术期需纠正水、电解质紊乱,给予液体和营养支持,术后应持续胃肠减压数天。

二、急性胃扩张

急性胃扩张是指短期内由于大量气体和液体积聚,胃和十二指肠上段高度扩张而致的一种综合征。通常为某些内外科疾病或麻醉手术的严重并发症,临床并不常见。

(一)病因与发病机制

器质性疾病和功能性因素均可导致急性胃扩张,常见者归纳为 4 类。

1.饮食过量或饮食不当

尤其是狂饮暴食,是引起急性胃扩张的最常见病因。短时间内大量进食使胃突然过度充盈,胃壁肌肉受到过度牵拉而发生反射性麻痹,食物积聚于胃内,胃持续扩大。

2.麻醉和手术

尤其是腹盆腔手术及迷走神经切断术,均可直接刺激躯体或内脏神经,引起胃自主神经功能失调,胃壁反射性抑制,胃平滑肌弛缓,进而形成扩张。麻醉时气管插管,术后给氧和胃管鼻饲,亦可使大量气体进入胃内,形成扩张。

3.疾病状态

胃扭转、嵌顿性食管裂孔疝、各种原因所致的十二指肠淤滞、十二指肠肿瘤、异物等均可引起胃潴留和急性胃扩张。幽门附近的病变,如脊柱畸形、环状胰腺、胰腺癌等偶可压迫胃的输出道引起急性胃扩张。躯体上石膏套后 1～2 天发生急性胃扩张,即"石膏管型综合征",可能是脊柱伸展过度,十二指肠受肠系膜上动脉压迫的结果。情绪紧张、精神抑郁、营养不良均可引起植物神经紊乱,使胃的张力减低和排空延迟,在有诱发因素时发生急性胃扩张。糖尿病神经血管病变,使用抗胆碱能药物,水、电解质平衡紊乱,严重感染均可影响胃的张力和排空,导致急性胃扩张。

4.创伤应激

尤其是上腹部挫伤或严重复合伤,可引起胃的急性扩张。其发生与腹腔神经丛受强烈刺激有关。

发生急性胃扩张时,由于胃黏膜的表面积剧增,胃壁受压,血液循环受阻,加之食物发酵刺激胃黏膜发生炎症,使胃黏膜有大量液体渗出。同时,胃窦扩张和胃内容物刺激使胃窦分泌促胃液素增多,刺激胃液分泌。小肠受扩张胃的推移而使肠系膜受到牵拉,一方面影响腹腔神经丛而加重胃的麻痹,另一方面使十二指肠水平部受肠系膜上动脉压迫,空肠上部亦受到牵拉而出现梗阻。幽门松弛等因素使十二指肠液反流增多。胃扩张后与食管角度发生改变,使胃内容物难以经食管排出。这些因素互为因果,形成恶性循环,终使胃急性进行性扩大,形成急性胃扩张。如病情继续发展,胃壁血液循环状况将进一步恶化,胃、十二指肠腔可出现血性渗出,最终发生胃壁坏死穿孔。

(二)临床表现

1.症状和体征

术后患者常于术后开始进流质饮食后 2～3 天发病。初期仅进食后持续上腹饱胀和隐痛,可有阵发性加剧,少有剧烈腹痛。随后出现频繁呕吐,初为小口,以后量逐渐增加,呕吐物为混浊棕绿色或咖啡色液体,无粪臭味。呕吐为溢出性,不费力,吐后腹痛腹胀不缓解。腹部呈不对称性膨隆(以上腹为重),可见无蠕动的胃轮廓,局部有压痛,并可查见振水音,也可呈全腹膨隆。脐右侧偏上可出现局限性包块,外观隆起,触之光滑而有弹性,轻压痛,此为极度扩张的胃窦,称"巨胃窦征",是急性胃扩张的特有体征。腹软,可有位置不定的轻压痛,肠鸣音减弱。随病情进展患者全身情况进行性恶化,严重者可出现脱水、酸中毒或碱中毒,并表现为烦躁不安、呼吸急促、手足抽搐、血压下降和休克。晚期可突然出现剧烈腹痛和腹膜炎体征,提示胃穿孔。救治不及时将导致死亡。

2.辅助检查

(1)实验室检查:常规血液尿液实验室检查可发现血液浓缩,低钾、低钠、低氯血症和碱中毒,脱水严重致肾衰竭者,可出现血肌酐、尿素氮升高。白细胞计数多不升高。呕吐物隐血试验为强阳性。

(2)X 线检查:立位腹部平片可见左上腹巨大液平面和充满腹腔的特大胃影,左膈肌抬高。

(3)B 超检查:胃肠道气体含量较多,一般不适合 B 超检查,但对于一些暴饮暴食导致的急性胃扩张,B 超是一项直接、简便的检查,可见胃内大量食物残留及无回声暗区。

(4)CT 扫描:CT 扫描可见极度扩大的胃腔及大量胃内容物,胃壁变薄。

(三)诊断和鉴别诊断

根据病史、体征,结合实验室检查和影像学检查,诊断一般不难。手术患者进食后初期或过分饱食后,如出现多次溢出性呕吐,并发现上腹部膨隆,振水音,即应怀疑为急性胃扩张。置入胃管后如吸出大量混浊棕绿色或咖啡色液体,诊断即可成立,不应等到大量呕吐和虚脱症状出现后,才考虑本病可能。在严重创伤和感染的危重患者,如出现以上征象也应想到本病可能。

鉴别诊断主要包括幽门梗阻、肠梗阻和肠麻痹、胃瘫。幽门梗阻有胃窦及幽门部的器质性病变,如肿瘤、溃疡瘢痕狭窄等,可表现为上腹饱胀和呕吐,呕吐物为酸臭宿食,胃扩张程度及全身症状较轻。肠梗阻和肠麻痹主要累及小肠,腹胀以腹中部明显,胃内不会有大量积液积气,立位 X 线腹平片可见多个阶梯状液平。弥漫性腹膜炎导致的肠麻痹具有腹膜炎体征。但需注意急性胃扩张穿孔导致弥漫性腹膜炎的情况。胃瘫在外科主要发生在腹部大手术后,由胃动力缺乏所致,表现为恢复饮食后的上腹饱胀和呕吐,呕吐多在餐后 4～6 小时,呕吐物为食物或宿食,不含血液,腹胀较急性胃扩张轻,消化道稀钡造影可显示胃蠕动波消失,胃潴留,但多没有严重的胃腔扩张。

(四)治疗

急性胃扩张若早期诊断和治疗,预后良好。及至已发生休克或胃坏死穿孔时,手术死亡率高,早年文献记载可达 75%。暴饮暴食导致的急性胃扩张病死率仍高,可达 20%,早期诊断和治疗是降低病死率的关键。

1.对于手术后急性胃扩张的措施

(1)留置鼻胃管:吸出胃内全部积液,用温等渗盐水洗胃,禁食,并持续胃管减压,至吸出液为正常性质为止,然后开始进少量流质饮食,如无潴留,可逐渐增加。

(2)调整体位:目的是解除十二指肠水平部的受压,应避免长时间仰卧位,如病情许可,可采用俯卧位,或将身体下部略垫高。

(3)液体和营养支持:根据实验室检查经静脉液体治疗调整水、电解质和酸碱平衡。恢复流质饮食前进行全肠外营养支持,恢复进食后逐渐减少营养支持剂量。给予充分液体支持维持尿量正常。

2.对于暴饮暴食所致的急性胃扩张的措施

胃内常有大量食物和黏稠液体,不易用一般胃管吸出,需要使用较粗胃管并反复洗胃才能清除,但应注意避免一次用水量过大或用力过猛而造成胃穿孔(图 5-8)。若洗胃无效则需考虑手术治疗,切开胃壁清除内容物后缝合。术后应继续留置胃管减压,并予经静脉液体和营养支持,逐渐恢复流质饮食。

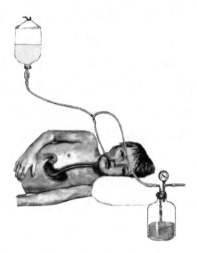

图 5-8 洗胃示意图

（五）并发症的治疗

对于已出现腹膜炎或疑有胃壁部分坏死的患者，应积极准备后尽早手术治疗。手术方法以简单有效为原则，如胃切开减压、穿孔修补、胃壁部分切除术等。术后应继续留置胃管减压，并予经静脉液体和营养支持，逐渐恢复流质饮食。

第三节　胃、十二指肠溃疡

胃、十二指肠溃疡是临床上最常见的消化性溃疡，多属于一般性溃疡。多年来的研究和临床资料分析表明，胃溃疡（GU）和十二指肠溃疡（DU）虽有共同之处，但在诸多方面又有所不同，故一般常将 GU 和 DU 视为不同的疾病。本节也将 GU 和 DU 分开叙述。

一、胃溃疡

胃溃疡（GU）的发病率在世界各地不同，日本和南美高于欧洲和美国。在一般地区，GU∶DU 为 1∶（2～4），而在胃癌高发地区则相反。GU 的发病年龄多在 30～40 岁，也有资料提示其发病高峰为 40～50 岁。男性较女性易患 GU，发病率随年龄增长而增高。GU 好发于胃窦黏膜和胃体黏膜交界处的小弯侧，约占 95％，其中 60％又限于离幽门 6 cm 之内。但也可发生在胃的其他部位，可有不同的特点。溃疡位置不同,则酸分泌量也不同,越近贲门的溃疡,酸分泌越低。与 DU 比较,药物治疗对 GU 效果较差。

(一)病因和发病机制

1.胃溃疡的分型

约翰逊(Johnson)等按 GU 的部位、临床表现和胃酸分泌情况将 GU 加以分型。后又经补充,将 GU 共分成 4 型。

Ⅰ型:最常见,占 75%。位于小弯侧胃切迹部附近。发生在胃窦黏膜和胃体黏膜交界处。因胃窦黏膜大小的变异,溃疡可发生在自小弯侧贲门下 4 cm 至幽门前 2 cm 之间。一般认为是胃黏膜对酸-胃蛋白酶活性的正常防御机制减弱所致,胃酸分泌正常或偏低,而促胃液素偏高。本型的真正病因尚未明了。

Ⅱ型:GU 合并 DU。常先发生 DU,并发胃排空延迟,使酸胃蛋白酶活性增加,因而继发 GU。本型占 22%。胃酸分泌情况与 DU 相同,为高酸分泌。本型内科治疗往往无效,易合并出血,常需外科手术治疗。

Ⅲ型:幽门管溃疡或近幽门 2 cm 以内的 GU,本型占约 20%。和 DU 一样,通常为高胃酸分泌。

Ⅳ型:高位 GU,较少见,但在智利发病率高达 GU 的 27.4%。溃疡多位于胃上部,距食管胃连接处4 cm 以内,在 2 cm 以内者称之为近贲门溃疡。患者血型多为 O 型,属低胃酸分泌,常有穿透性溃疡,易并发出血和再出血,穿孔和梗阻少见。

2.病因与发病机制

GU 是多种因素相互作用所致。Ⅰ型 GU 可无明确的致病因素。Ⅱ型 GU 的形成主要是由酸-蛋白酶活性增加和胃排空延迟,通常先发生 DU,GU 为继发。Ⅲ型 GU 曾被认为可能和服用 NSAIDs 有关,但化学剂诱发溃疡的机制尚未肯定。引起 GU 的主要因素有:①胃酸分泌增多。80%的 GU 患者胃酸分泌水平正常或低于正常,因此,在 GU 发病原因中胃酸是一个重要的但是有限的因素。②胃黏膜中前列腺素合成受到抑制。③胃黏液的产生和碳酸氢盐的分泌受抑制。④胃黏膜屏障的直接破坏。⑤胃黏膜血流的减少。不论何种情况,胃黏膜屏障减弱使氢离子反流和其他病理生理改变是 GU 形成的基础。

(1)胆汁反流:一般认为由于胃炎改变了胃黏膜生理功能的完整性而继发GU。黏膜完整性的破坏主要是由于局部直接损伤、胆汁和其他十二指肠内容而引起。幽门括约肌功能不全,十二指肠内容反流入胃是重要的致病因素。GU患者的胆汁常存在空腹和餐后的胃内容内,在 GU 愈合后仍持续有胆汁反流。

胆汁中的溶血磷脂酰胆碱、牛黄胆酸盐等破坏胃黏膜屏障,使之通透性增高,H^+逆向弥散进入黏膜,随后细胞功能破坏,在酸性胃蛋白酶的侵袭下,发生黏膜细胞死亡、脱落和溃疡形成。

(2)胃排空延迟:胃排空的延迟导致胃窦的滞留,然后促胃液素分泌增加,刺激壁细胞引起胃酸分泌过多,由于 DU 的长期发作,十二指肠变形影响胃的排空,也可导致 GU 的发生。但是,GU 和胃排空延迟的因果关系尚存在着争议,因为消化性溃疡本身也可引起胃肠动力异常。GU 时胃窦和幽门区多有退行性变,胃窦部肌肉肥厚及纤维变性,自主神经节减少,影响食糜向前推进,使胃排空延缓。胃窦和幽门功能障碍还能使十二指肠内容反流,引起反流性胃炎,可能在 GU 的发病中起重要作用。

(3)幽门螺杆菌感染:有关幽门螺杆菌在 GU 中的作用比在 DU 中的作用研究得少,根据现有的资料尚不能做出最后的结论。GU 患者 HP 感染率粗略估计为 70%～80%。有研究资料提示幽门螺杆菌的感染增加了黏膜对 NSAIDs 损害的易感性,但这一看法仍有争议。幽门螺杆菌感染后发生的慢性胃炎的类型取决于宿主的胃酸分泌功能。胃酸分泌增高者,幽门螺杆菌感染后发生慢性胃炎以胃窦炎为主,易发生 DU;胃酸分泌功能较低者,幽门螺杆菌感染后发生慢性全胃炎,倾向于发生近端胃溃疡。研究还提示消除幽门螺杆菌可增加溃疡的愈合率,并有减少溃疡复发的倾向。

(4)非甾体类抗炎药(NSAIDs):NSAIDs 是产生消化性溃疡的一个重要因素。临床上任何年龄组的人使用 NSAIDs 均可导致急性胃黏膜损伤和 GU 的发生率增加。关于 NSAIDs 研究最多的是阿司匹林,有人认为连续应用阿司匹林 4 天以上者发生 GU 的机会是不服用者的 3 倍,且不伴有幽门螺杆菌感染的 GU 患者多有应用 NSAIDs 的情况。

(二)诊断

1.临床表现

主要症状为上腹部疼痛,但其节律性不如 DU 明显。进食后多数疼痛不缓解,多为餐后 0.5～1 小时起开始痛,持续 1～2 小时不等。不少患者诉稍食即饱,常伴恶心、食欲缺乏甚至呕吐,以致患者进食减少,体重减轻。发作的周期性较 DU 为长。体检可无特殊发现,有时上腹有轻压痛。一些患者可患无症状性溃疡,溃疡偶然由于 X 线钡餐或胃镜检查而发现,或由于并发症(穿孔、出血)手术而证实。

2.实验室及其他检查

(1)X线检查:X线钡餐检查仍为最常用的检查方法。慢性 GU 主要表现为一个周围光滑而整齐的龛影,龛影的轮廓突出于胃腔之外,溃疡的深和宽几乎相等,其周围黏膜呈放射状集中。龛影的切面观常见"引项圈征""狭颈征"和"黏膜线征"(或称为 Hampton 线征)。溃疡边缘及底部不规则常表示病变仍处于活动状态。龛影直径以 1.0~1.5 cm 多见,且一般在 2.5 cm 以内,80% 的直径 ≤2 cm。溃疡的项圈征、狭颈征和黏膜线征是良性 GU 的重要 X 线特征。X 线诊断 GU 的敏感性由溃疡的大小和位置而定。沿胃小弯侧的小溃疡常易于发现,但同样大的溃疡在胃底和大弯侧则不易发现。

(2)胃镜检查:未经治疗的溃疡胃镜下所见的形状多为圆形或椭圆形,边缘稍呈红色,很少隆起,溃疡基底可见白色纤维蛋白沉积。溃疡周围有放射状的黏膜皱襞,每一皱襞均延伸至溃疡边缘,此现象用常规前视式内镜不易看到,用侧视镜则易看到。在溃疡愈合时,溃疡特征则有所改变,轮廓和颜色均变成不规则。内镜检查是 GU 必需的检查,可区分溃疡属活动期、愈合期还是瘢痕期,胃镜下活检更可区别良性和恶性溃疡。内镜的细致观察,溃疡边缘多个标本的组织学活检和刷洗液的细胞学检查,可将诊断的正确率提高至 98%,尤其是对发现早期胃癌有重要的意义。

(三)治疗

1.内科治疗

良性 GU 无并发症时开始可用内科治疗,溃疡愈合时间需 8~12 周,而大的溃疡则需更长的时间。首先必须免除致溃疡因素,包括戒烟、戒酒,避免严重的应激反应对胃黏膜的刺激,停止应用激素和 NSAIDs 等。

对 GU 最有效的药物是 H_2 受体拮抗剂和质子泵抑制剂。抗酸剂也可增加溃疡愈合率,但要达到和 H_2 受体拮抗剂相同的疗效必须采用大剂量的抗酸剂,可造成 30%~40% 的患者发生腹泻。在需继续使用阿司匹林或其他可致胃黏膜损伤的药物时,可合并应用 H_2 受体拮抗剂和抗酸剂。应用细胞保护剂理论上有很大的吸引力,因为胃黏膜屏障缺陷是 GU 形成的基础。硫糖铝是这类药物的代表,它是不吸收的化合物,当接触胃酸时变成黏性物,黏着于胃黏膜并形成物理屏障,且可中和胃酸,抑制胃蛋白酶的活性和消除胆盐,刺激黏液分泌。

症状的缓解和溃疡的愈合常常不平行,故在治疗 8 周后须复查胃镜。胃镜优于 X 线钡餐检查,有时钡餐检查可见龛影消失,但胃镜检查仍能发现未愈合的溃疡。溃疡治愈后若症状复发,则需再做胃镜检查。

GU 内科治疗的复发率较高,与溃疡的位置、大小和患者的年龄无关。未用维持量者一年内复发率高达 50%,若应用维持量其复发率则降至 10%以下。持续吸烟和服用对胃黏膜有刺激的物质,可降低溃疡愈合率和增加复发率。

2.胃溃疡的外科治疗适应证

原则上 GU 的外科手术适应证应较 DU 放宽。其理由基于以下几个特点:①GU 症状较剧,内科治疗疗效较差,又易复发;②GU 患者多数年龄较大,体弱,一旦发生大出血、急性穿孔等严重并发症,手术危险性较大;③GU 可发生恶变,而 GU 溃疡恶变和早期胃癌有时难以鉴别;④手术治疗 GU 的效果满意。

GU 的手术适应证大致是:①经过短期(4~6 周)内科治疗无效或愈合后复发者;②年龄超过 45 岁的 GU 患者;③X 线钡餐或胃镜证实为较大溃疡或高位溃疡者;④不能排除或已证实为溃疡恶变者;⑤以往有一次急性穿孔或大出血病史,而溃疡仍为活动期者。

二、十二指肠溃疡

(一)病因与发病机制

1.黏膜抵抗力下降

正常的胃、十二指肠黏膜有一系列的防护功能,包括胃黏膜分泌含有多种多糖、糖蛋白的黏液,具有润滑、保护、抵御 H^+ 向黏膜的逆行弥散和胃蛋白酶的作用;胃壁具有丰富的血液供应,给黏膜提供充足的氧和营养,带走进入胃壁的 H^+;十二指肠分泌的碱性重碳酸盐使黏膜细胞表面的 pH 维持在中性并对抗 H^+ 的侵入。内源性前列腺素在维持胃黏膜的完整性方面具有重要的意义,其缺乏可能是溃疡病的病因之一。DU 患者的前列腺素分泌降低、黏液分泌也存在缺陷,致使黏膜保护大受影响。

2.胃酸和胃蛋白酶的作用

在 DU 发病中最重要的侵袭因素是胃酸分泌过多。曾有学者认为"没有酸就没有溃疡",人们目前仍普遍相信这一观点,因为胃酸和胃蛋白酶分泌增多时胃液的消化作用增强,从而发生溃疡。研究证明,胃蛋白酶仅在酸性胃液中才具有活性,当胃内 pH>3.5 时,胃蛋白酶原呈非活性状态,在 pH=1.5 的酸性环境下,胃蛋白酶原转变为胃蛋白酶,这种活性形式有助于破坏完整的蛋白分子结构;相反,如果 pH>6.5,胃蛋白酶就变性而失去作用。胃蛋白酶只作用于已被酸作用而失活的细胞,单纯的胃蛋白酶分泌增加而无酸分泌增多并不形成溃疡,而组胺刺激引起的胃酸分泌增多虽不伴有胃蛋白酶分泌增多,但仍可发生溃疡;

当胃液中酸浓度增高达 100 mmol/L 时,胃蛋白酶活性则不能进一步增加,但此时致溃疡作用却增加。胃泌素瘤患者的异常高酸分泌可产生顽固性溃疡,迷走神经切断术或胃大部切除术可使 DU 永久愈合,H_2 受体拮抗剂和质子泵抑制剂可使大部分消化性溃疡愈合,均提示了胃酸是消化性溃疡的一个重要病因。然而,高酸分泌并非溃疡形成的必要条件,临床上仅约 40% 的 DU 患者属于高酸分泌者,这提示除酸以外尚有其他的因素。

3.幽门螺杆菌感染

幽门螺杆菌不是消化性溃疡的唯一病因,但却是消化性溃疡诸致病因素中非常重要的因素。目前认为,当无别的诱发因素(如服用 NSAIDs 或促胃液素瘤等),幽门螺杆菌是绝大多数消化性溃疡发病的先决条件。这是基于下列两个重要的事实:①90% 以上的 DU 和 70%~80% 的 GU 患者可检出幽门螺杆菌感染。②有效根治幽门螺杆菌可加速溃疡愈合和减少溃疡复发。幽门螺杆菌的致病机制主要有胃上皮化生学说和促胃液素－胃酸学说。近年来,该菌的致病机制已趋明了,认为幽门螺杆菌能在酸性胃液中存活是由于幽门螺杆菌能分解尿素,在菌体周围形成保护自己的氨环境。尿素酶水解尿素产生的氨可以干扰胃黏膜正常的离子交换,引起 H^+ 向胃黏膜反渗,导致黏膜损伤。幽门螺杆菌还产生过氧化酶、酯酶、磷脂酶、粘蛋白酶等有害酶及细胞毒素、溶血素和 CagA、VacA 等毒素,这些毒素、毒性酶均可破坏胃黏膜表面黏液层的完整性,导致黏膜损伤。此外,幽门螺杆菌还可引起炎性介质的增加,导致上皮细胞的损伤。

4.其他致病因素

NSAIDs 也是产生 DU 的一个重要因素,可能是通过抑制胃肠黏膜的保护因子而致病。NSAIDs 可抑制前列腺素(PG)的合成,PG 在胃黏膜中产量最高的是 PGI_2 和 PGE_2,两者有很强的生物活性,可增加胃黏膜的血流、抑制胃酸的分泌、增加黏膜和黏液的分泌,防止 H^+ 逆向扩散。

正常的十二指肠内有对 pH 敏感的受体,调节胃排空的快慢及胃酸的分泌,可使十二指肠内容的 pH 维持在 6 左右。近年来证明 DU 患者这种调节功能有缺陷,胃排空增快。

吸烟可以增加消化性溃疡的发生率,同时还可以延迟溃疡愈合。然而吸烟对溃疡病的作用机制仍不清楚,可能是由于吸烟可以降低幽门括约肌的张力,促进十二指肠液胃反流,并抑制胰液和碳酸氢盐的分泌。动物实验发现,尼古丁可以减少鼠的胃黏膜血流。此外,精神因素、应激和遗传因素等也与溃疡病的发生有关。

总之,在 DU 形成的病因中以侵袭因素更为突出,有高酸分泌存在、壁细胞总数明显增多、对乙酰胆碱和胃泌素的敏感性增加、胃酸分泌的反馈抑制消失或减弱、胃排空过快等是 DU 形成的主要因素。

(二)诊断

1.临床表现

DU 可发生于任何年龄,但常见于 20~40 岁,男性患者约为女性的 4 倍。主要症状为上腹部疼痛,典型的溃疡症状具有明显的节律性,与饮食有关,并有季节性。疼痛的部位多在上腹中线偏右,较为局限,疼痛的性质为烧灼痛、隐痛、钝痛。一般在餐后 2~4 小时疼痛发作,或呈饥饿痛、夜间痛,进食或服用碱性药物、制酸药物后可缓解。可长期、反复发作,多在秋末春初。少数患者疼痛可放射至背部,提示溃疡可能穿透胰腺等脏器。体格检查可于上腹正中偏右有轻压痛。

2.病理

慢性 DU 的组织学改变与慢性 GU 相似,溃疡周围的黏膜常有不同程度的慢性炎症,黏膜绒毛变短变厚,固有膜内有较多淋巴细胞、浆细胞浸润。有时黏膜上皮细胞呈胃上皮化生。DU 一般不发生癌变。

有人将溃疡分成Ⅳ度:Ⅰ度者又称糜烂,仅为黏膜的缺损;Ⅱ度者黏膜、黏膜下层缺损,称为溃疡;Ⅲ度者溃疡底达肌层;Ⅳ度者肌层已断裂,溃疡中央的瘢痕组织已突出而形成胼胝性溃疡。Ⅱ至Ⅳ度溃疡治愈后有瘢痕残留。

3.实验室及其他检查

(1)X 线钡餐检查:十二指肠壶腹部溃疡大多数表现为间接 X 线征象,如球部激惹征、球部畸形、幽门痉挛和幽门变形等。炎性水肿和瘢痕化可致球部偏离幽门管中央或假憩室形成。少数可见龛影及周围黏膜纹向龛影集中的表现。

(2)纤维胃镜检查:对症状典型或症状持续而 X 线表现不典型者,应行纤维胃镜检查。慢性 DU 绝大多数(90%)发生于十二指肠壶腹部,最多见于球部前壁,其次为后壁、小弯侧及大弯侧,距幽门 2 cm 以内。常为单个,也可在前壁和后壁出现对吻溃疡。溃疡直径多在 1 cm 以内,很少超过 3 cm。有时溃疡底部可见管腔的血管和凝血块。溃疡瘢痕收缩常引起十二指肠壶腹部变形,也可产生继发性憩室(假性憩室)。胃镜下可见到溃疡的形态、大小、活动期或愈合期等变化,还可取组织行病理学检查和检测有无幽门螺杆菌感染,在伴有上消化道出血时,更可确定出血的部位和原因,甚至可进行内镜下治疗及预示再出血的可能。

(3)胃液分析或胃分泌功能检查:目前常用的方法是测定每小时基础胃酸分泌

量(BAO)和胃酸最大分泌量(MAO),再计算出 BAO/MAO 的比值。国人 BAO 的正常值为 $2\sim5$ mmol/h,MAO 为 $3\sim23$ mmol/h,最高胃酸分泌量(PAO)为 21 mmol/h,正常 BAO/MAO 约为 0.2。DU 者,BAO 常>5 mmol/h,MAO 或 PAO 常 > 40 mmol/h,BAO/MAO 为 0.4 左右。如 BAO >15 mmol/h,BAO/MAO≥0.6,则需进一步排除促胃液素瘤的可能。

近年来,随着胃肠 X 线技术的提高和胃镜检查技术的普及,胃酸分析检查已不作为胃部疾病的常规检查方法,但它对某些胃部病变仍有诊断参考价值。如五肽促胃液素刺激的胃酸分泌功能检查在促胃液素瘤的诊断和治疗中具有重要意义。

胃液分析检查时要注意以下几点:①禁食并停用一切影响胃酸分泌的药物 24 小时。②胃管前端的位置应放置在胃体最低位,可用饮水回收法来确定,即饮水 20 mL,立即抽液,如抽出 16 mL 以上则表示胃管位置是正确的;否则应调整胃管位置,以达到以上标准为止,然后固定好胃管。③胃液抽吸过程中,患者唾液不能咽下,应吐在盘中。④持续用 $4.0\sim6.7$ kPa($30\sim50$ mmHg)的负压吸取胃液,或用注射器每5分钟抽吸 1 次。⑤先抽尽空腹胃液,半小时后再抽尽胃液弃除,然后持续抽吸 1 小时,放置瓶中,准确计量。然后肌内注射刺激剂(五肽促胃液素 6 μg/kg 体重)。⑥使用刺激剂后,持续抽吸胃液,每 15 分钟收集胃液标本,共 4 次,准确计量。

胃液分析计算方法:①BAO(mmol/h)=空腹 1 小时胃液容量(L)×可滴定酸浓度(mmol/L);②MAO(mmol/h)——注射五肽促胃液素后 4 次胃液标本的酸排出量之和(每次标本的酸排出量的测定方法同 BAO);③PAO(mmol/h)——注射五肽促胃液素后 4 次胃液标本中 2 次最大数值的和再乘以 2。

(三)治疗

1.内科治疗

无并发症的溃疡病应内科治疗,药物治疗的主要目的是解除症状和促进溃疡愈合,防止复发和并发症的出现。

(1)一般处理:患者应禁烟酒和对胃肠有刺激性的食物及药物,如咖啡、甾族化合物、NSAIDs 等。治疗期间应软食,少食多餐,生活有规律,并适当休息。

(2)药物治疗。

H_2 受体拮抗剂是治疗溃疡病的主要药物,对 DU 治疗效果较好。可用西咪替丁、雷尼替丁、法莫替丁等药物治疗。①西咪替丁常用用法:200 mg,日服 3 次,400 mg 临睡前再服;4 周愈合率为 $70\%\sim80\%$,8 周几乎为 100%。而后给予 800 mg/d 维持量,一年内复发率为 44%,如溃疡愈合后不给维持量预防复发,则一年内复发率50%以上。②雷尼替丁的常用方法:150 mg,日服2次,愈合后给予维持剂量150 mg每晚临睡前再服;4周溃疡愈合率为50%～90%,8周为83%～93%,应用维持剂量者一年复发率为35%左右。③法莫替丁的用法:20 mg,日服2次或40 mg每晚临睡前服;疗效与雷尼替丁相近。

H^+-K^+-ATP酶(质子泵)抑制剂:以奥美拉唑为代表,是目前最新和抑酸作用最强的药物,并具有黏膜保护和抗幽门螺杆菌的作用。奥美拉唑在消化性溃疡的治疗中不仅能迅速缓解活动性溃疡的症状,加速溃疡愈合,而且在长期治疗中有可靠的维持愈合的作用。每天应用20～60 mg的奥美拉唑,大约有64%的患者在治疗2周后症状消失、溃疡愈合。与H_2受体拮抗剂相比,奥美拉唑缓解疼痛的效果出现得更快,溃疡愈合率更高。

抗幽门螺杆菌治疗:对幽门螺杆菌有明确抑制或杀灭作用的药物主要有铋剂、甲硝唑或替硝唑、阿莫西林、克拉霉素、四环素、呋喃唑酮等。杀灭幽门螺杆菌可提高疗效和防止复发。但目前尚无单一药物可有效根除幽门螺杆菌,二联用药根除率也不高,故目前主张三联用药。

有关治疗方案很多,常用的方案有:①奥美拉唑20 mg(或兰索拉唑30 mg)+克拉霉素250～500 mg+甲硝唑400 mg,2次/天,疗程7天。②奥美拉唑20 mg+阿莫西林1 g+甲硝唑400 mg,2次/天,疗程14天。

保护胃黏膜,促进溃疡愈合的药物:此类药物有硫糖铝和胶体铋,它们对胃酸无抑制和中和作用,其主要作用是能与溃疡创面的蛋白质结合形成一层保护膜,使免受胃酸-胃蛋白酶的侵袭。枸橼酸铋钾(胶体铋,三钾二枸橼酸铋盐,De-Nol)对幽门螺杆菌有抑制作用,服药6周后,DU的愈合率达70%～90%,但停药后复发率高达80%。

其他:抗胆碱能药物能抑制乙酰胆碱对毒蕈碱受体的作用,减少胃酸分泌,但不如H_2受体拮抗剂有效,目前已不是治疗溃疡病的首选药物,仅用于辅助治疗。多潘立酮可促进胃排空,利于溃疡的愈合。丙谷胺被认为能阻断促胃液素受体而减少胃酸分泌;前列腺素能抑制胃酸分泌并具有细胞保护作用,可增强黏膜的抵抗力。

2.DU的外科治疗适应证

DU外科治疗的适应证主要有两类:①发生严重并发症的DU,如急性穿孔、大出血和瘢痕性幽门梗阻;②内科治疗无效或某些特殊类型的溃疡。

(1)急性穿孔:一般是指急性游离穿孔,出现下列情况须采取手术治疗。①饱食后穿孔。②腹腔渗液较多,就诊时间较晚,发生局限或弥漫性化脓性腹膜炎。③一般情况欠佳或有休克表现。④溃疡病史较长,有顽固性疼痛且发作频繁。⑤伴有幽门梗阻、出血等并发症。⑥保守治疗效果不佳。

(2)大出血:若溃疡病并大出血已经确诊,一般先行内科治疗,出现下列情况应考虑外科手术治疗。①出血迅猛,情况危急,出血后不久即发生休克者。②6~8小时内输血600~900 mL,生命体征不见好转或虽一度好转,但停止输血或输血速度减慢后,又迅速恶化,或在24小时内需输血1 000 mL以上才能维持血压者。③内科治疗出血不止,或暂时止住出血,不久又复发者。④年龄大于60岁,血管硬化,估计难以止血者。⑤同时有溃疡穿孔或幽门梗阻者。⑥胃镜检查见活动性大出血,而内科治疗无效者。

(3)幽门梗阻:一旦诊断为瘢痕性幽门梗阻,应在充分做好术前准备后进行手术治疗。

(4)内科治疗无效或某些特殊类型的溃疡:内科治疗无效的DU,是指经过严格的药物治疗,溃疡症状持续不缓解或反复发作影响患者的日常生活和工作者。从病理变化来看,大致相当于慢性穿透溃疡,或位于十二指肠壶腹后的溃疡,或胃泌素瘤、多发内分泌腺瘤等引起的溃疡。从临床特点来看,溃疡疼痛的节律性消失,多变为持续性疼痛,进食和抗溃疡药物不能止痛,或发作时间延长等。对于这种难治性溃疡,不能贸然诊断,急于手术治疗,但也不能无限制地继续药物治疗。虽然各医院掌握的标准不尽相同,但选择手术治疗的具体临床标准大致是:①病史多年,发作频繁,病情越来越重,疼痛难忍,至少经一次严格的内科治疗,未能使症状减轻,也不能制止复发,以致影响身体营养状态,不能正常生活和工作;②经X线钡餐检查或胃镜检查,证实溃疡较大,球部变形严重,有穿透到十二指肠壁外或溃疡位于壶腹后部者;③过去有过穿孔或反复大出血,而溃疡仍呈活动性;④胃泌素瘤患者。

第四节　胃、十二指肠溃疡急性并发症

胃、十二指肠局限性圆形或椭圆形全层黏膜缺损,称为胃十二指肠溃疡,因溃疡形成与胃酸-蛋白酶的消化作用有关,也称为消化性溃疡。大部分消化性溃疡可用药物治愈,药物治疗无效的溃疡可导致急性穿孔、出血、幽门梗阻,是胃十二指肠溃疡的主要并发症,也是临床常见的急腹症,通常需要急症手术处理。手术方式主要有单纯修补术和胃大部切除术。迷走神经切断曾作为治疗消化性溃疡的一种重要术式,近年来已逐渐弃用。对于幽门梗阻不能切除原发病灶的患者还可行胃-空肠短路手术。

消化性溃疡穿孔后应行单纯缝合还是即时行确定性手术(胃大部切除),目前仍存争论。支持行确定性手术者认为,确定性手术后的溃疡复发率、再手术率均明显低于单纯缝合组,主张穿孔至手术≤6小时、腹腔污染不重、无危险因素存在时应行确定性手术。反对者认为单纯缝合后用抑酸加抗HP药物治疗,可获得溃疡痊愈,且不带来胃大部切除术后诸多近远期并发症,若药物治疗无效可再行确定性手术。随着损伤控制外科概念和快速康复外科概念的普及,后一观点渐成主流。

腹腔镜治疗的优点包括可明确诊断;便于冲洗腹腔,减少感染;无开腹术的长切口,创伤小;术后止痛药用量少,恢复快等。目前我国已有较多医院开展腹腔镜手术,并在加速普及中,开腹单纯修补仅在不具备条件的基层医院仍是首选方式,但可预期腹腔镜穿孔修补术将成为消化性溃疡穿孔的普遍首选术式。本章节将重点介绍腹腔镜胃十二指肠溃疡穿孔修补术、腹腔镜远端胃大部切除术和腹腔镜胃-空肠吻合术。

一、病因

胃十二指肠溃疡发病是多因素综合作用的结果,其中最为重要的是胃酸分泌异常、Hp感染和黏膜防御机制破坏。

(1)溃疡只发生在与胃酸相接触的黏膜,十二指肠溃疡患者的胃酸分泌高于健康人,除与迷走神经张力及兴奋性过度增高有关外,与壁细胞数量的增加也有关,此外壁细胞对胃泌素、组胺、迷走神经刺激的敏感性亦增高。

(2)Hp感染与消化性溃疡密切相关,95%以上的十二指肠溃疡与近80%的胃溃疡患者检出Hp感染。清除Hp感染可以明显降低溃疡病复发率。

(3)非甾体类抗炎药、肾上腺皮质激素、胆汁酸盐、酒精等可破坏胃黏膜屏障,造成H^+逆流入黏膜上皮细胞,引起胃黏膜水肿、出血、糜烂,甚至溃疡。正常情况下,酸性胃液对胃黏膜的侵蚀作用和胃黏膜防御机制处于相对平衡状态,如平衡受到破坏,侵害因子作用增强,胃黏膜屏障等防御因子作用削弱,胃酸、胃蛋白酶分泌增加,最终将导致溃疡。

二、病理生理

(一)穿孔

90%的十二指肠溃疡穿孔发生在球部前壁,而胃溃疡穿孔60%发生在胃小弯,40%分布于胃窦及其他各部位。急性穿孔后,有强烈刺激性的胃酸、胆汁、胰液等消化液和食物溢入腹腔,引起化学性腹膜炎,导致剧烈腹痛和大量腹腔渗出液。6～8小时后细菌开始繁殖,并逐渐转变为化脓性腹膜炎,病原菌以大肠埃希菌、链球菌为多见。由于强烈化学刺激、细胞外液丢失和细菌毒素吸收等因素,患者可出现休克。胃十二指肠后壁溃疡,可穿透全层并与周围组织包裹,形成慢性穿透性溃疡,也可引起广泛的腹膜后感染。

(二)出血

溃疡基底的血管壁被侵蚀而破裂出血,大多数为动脉出血,溃疡基底部血管破裂出血不易自行停止,可引发致命的动脉性出血。引起大出血的十二指肠溃疡通常位于球部后壁,可侵蚀胃十二指肠动脉或胰十二指肠上动脉及其分支。胃溃疡大出血多数发生在胃小弯,出血源自胃左、右动脉及其分支。大出血后血容量减少,血压降低,血流变缓,可在血管破裂处形成血凝块而暂时止血。由于胃肠蠕动和胃十二指肠内容物与溃疡病灶的接触,暂时停止的出血可能再次活动出血,应予高度重视。

(三)幽门梗阻

溃疡引起幽门梗阻有痉挛、炎症水肿和瘢痕3种。前两种情况是暂时、可逆性的,在炎症消退、痉挛缓解后幽门恢复通畅,而瘢痕造成的梗阻是永久性的,需要手术方能解除。瘢痕性幽门梗阻是溃疡愈合过程中瘢痕收缩所致,最初为部分性梗阻,由于同时存在痉挛或水肿,部分性梗阻渐趋完全性。初期,为克服幽门狭窄,胃蠕动增强,胃壁肌层肥厚,胃轻度扩大。后期,胃代偿功能减退,失去张力,胃高度扩大,蠕动消失。胃内容物滞留使促胃液素分泌增加,胃酸分泌亢进,胃黏膜呈现糜烂、充血、水肿和溃疡。幽门梗阻病程较长者可出现营养不良和贫血。呕吐引起的水电解质丢失可导致脱水、低钾低氯性碱中毒等。

三、临床表现

(一)穿孔

多数患者有既往溃疡病史,穿孔前数天症状加重,情绪波动、过度疲劳、刺激性饮食或服用皮质激素药物等常为诱发因素。穿孔多在夜间空腹或饱食后突然发生,表现为骤起上腹部刀割样剧痛,迅速波及全腹,患者疼痛难忍,可有面色苍白、出冷汗、脉搏细速、血压下降等表现,常伴恶心、呕吐。疼痛可放射至肩部,当漏出的胃内容物沿右结肠旁沟向下流注时,可出现右下腹痛。当腹腔有大量渗出液稀释漏出的消化液时,腹痛可略有减轻。由于继发细菌感染,出现化脓性腹膜炎,腹痛可再次加重。多数患者在病程初期发热可不明显,但随病情进展体温可逐渐升高。偶尔可见溃疡穿孔和溃疡出血同时发生。溃疡穿孔后病情的严重程度与患者的年龄、全身情况、穿孔部位、穿孔大小和时间以及是否空腹穿孔密切有关。体检时患者表情痛苦,多采取仰卧微屈膝体位,不愿移动,腹式呼吸减弱或消失;全腹压痛、反跳痛,腹肌紧张呈"板样"强直,尤以右上腹最明显;叩诊肝浊音界缩小或消失,可有移动性浊音;听诊肠鸣音消失或明显减弱。

(二)出血

胃十二指肠溃疡大出血的临床表现取决于出血量和速度,主要症状是呕血和解柏油样黑便。多数患者只有黑便而无呕血,迅猛的出血则为大量呕血与紫黑血便。呕血前常有恶心,便血前后可有心悸、眼前发黑、乏力、全身疲软等症状,甚至出现晕厥。患者过去多有典型溃疡病史,近期可有服用阿司匹林等情况。如出血速度缓慢则血压、脉搏改变不明显,短期内失血量超过 800 mL 可出现休克症状,表现为焦虑不安、四肢湿冷、脉搏细速、呼吸急促、血压下降。如血细胞比容在 30% 以下,出血量已超过 1 000 mL,患者可呈贫血貌,面色苍白,脉搏增快。腹部体征不明显,腹部可稍胀,上腹部可有轻度压痛,肠鸣音亢进。腹痛严重的患者应注意有无伴发溃疡穿孔。大量出血早期,由于血液浓缩,血象变化不大,以后红细胞计数、血红蛋白值和血细胞比容均呈进行性下降。

(三)幽门梗阻

主要症状为腹痛与反复发作的呕吐。患者最初有上腹膨胀不适并出现阵发性胃收缩痛,伴嗳气、恶心与呕吐。呕吐多发生在下午或晚间,呕吐量大,一次可达 1 000～2 000 mL,呕吐物含大量宿食,有腐败酸臭味,但不含胆汁。呕吐后自觉胃部饱胀改善,故患者常自行诱发呕吐以期缓解症状。常有少尿、便秘、贫血等慢性消耗表现。体检常见营养不良,消瘦,皮肤干燥、弹性消失,上腹隆起,可见胃型,有时有自左向右的胃蠕动波,晃动上腹部可听到振水音。

四、辅助检查

(一)穿孔

实验室检查示白细胞计数增加,血清淀粉酶轻度升高。站立位 X 线检查在 80% 的患者可见膈下新月状游离气体影。CT 检查可提供的直接征象包括胃肠壁连续性中断,局部管壁不规则,境界欠清;间接征象包括腹腔内游离气体,邻近脂肪间隙内有小气泡影,腹水,以及肠系膜、网膜、腹膜密度增高,结构模糊等腹腔炎表现。

(二)出血

大出血时不宜行上消化道钡餐检查,急诊纤维胃镜检查可迅速明确出血部位和病因,出血 24 小时内胃镜检查阳性率可达 $70\%\sim80\%$,超过 48 小时则阳性率下降。选择性腹腔动脉或肠系膜上动脉造影也可用于血流动力学稳定的活动性出血患者,可明确病因与出血部位,并可同时进行栓塞、注药等介入治疗。

(三)幽门梗阻

清晨空腹置胃管,可抽出大量酸臭胃液和食物残渣。X 线钡餐检查可见胃腔扩大,胃壁张力减低,钡剂入胃后有下沉现象。正常人胃内钡剂 4 小时即排空,如 6 小时尚有 1/4 钡剂存留者,提示有胃潴留,24 小时后仍有钡剂存留者提示有瘢痕性幽门梗阻。纤维胃镜检查可确定梗阻,并明确梗阻原因。

五、诊断

(一)穿孔

既往有溃疡病史,突发上腹部剧烈疼痛并迅速扩展为全腹疼痛,伴腹膜刺激征等,为上消化道穿孔的特征性表现,结合 X 线检查发现膈下游离气体,诊断性腹腔穿刺抽出液含胆汁或食物残渣,不难作出正确诊断。在既往无典型溃疡病史,十二指肠及幽门后壁溃疡小穿孔,胃后壁溃疡向小网膜腔内穿孔,老年体弱患者反应差,空腹小穿孔等情况下,症状、体征不典型,较难诊断。需与急性胆囊炎、急性胰腺炎、急性阑尾炎等急腹症鉴别诊断。

(二)出血

有溃疡病史,出现呕血与黑便时诊断并不困难。无溃疡病史时,应与应激性溃疡出血、胃癌出血、食管胃底曲张静脉破裂出血、食管炎、贲门黏膜撕裂综合征和胆道出血鉴别。

(三)幽门梗阻

根据长期溃疡病史、特征性呕吐和体征,即可诊断幽门梗阻,但应与下列情况鉴别:①痉挛水肿性幽门梗阻,由活动性溃疡所致,有溃疡疼痛症状,梗阻为间歇性,经胃肠减压和应用解痉制酸药,症状可缓解;②十二指肠球部以下的梗阻病变,如十二指肠肿瘤、胰头癌、十二指肠淤滞症等也可以引起上消化道梗阻,根据呕吐物含胆汁,以及 X 线、胃镜、钡餐检查可助鉴别;③胃窦部与幽门的癌肿可引起梗阻,但病程较短,胃扩张程度轻,钡餐与胃镜活检可明确诊断。

六、保守治疗

(一)穿孔

保守治疗适用于一般情况好,症状体征较轻的空腹穿孔;穿孔超过 24 小时,腹膜炎已局限的情况;或用水溶性造影剂行胃十二指肠造影,证实穿孔业已封闭的患者。不适用于伴有出血、幽门梗阻、疑有癌变等情况。主要治疗措施包括:①持续胃肠减压,减少胃肠内容物继续外漏;②输液以维持水、电解质平衡,并给予肠外营养支持;③应用抗生素控制感染;④经静脉给予 H_2 受体阻断剂或质子泵拮抗剂等制酸药物。非手术治疗 6~8 小时后病情仍继续加重应尽快转手术治疗。非手术治疗后少数患者可出现膈下或腹腔脓肿。痊愈的患者应行胃镜检查排除胃癌,根治 HP 感染并继续口服制酸剂治疗。

(二)出血

治疗原则是补充血容量,防治失血性休克,尽快明确出血部位,并采取有效止血措施。主要措施包括:①建立可靠畅通的静脉通道,快速滴注平衡盐溶液,同时紧急配血备血,严密观察血压、脉搏、CVP、尿量和周围循环状况,判断失血量以指导补液和输血量。输入液体中晶体与胶体之比以 3:1 为宜。出血量较大时可输注浓缩红细胞,并维持血细胞比容不低于 30%。②留置鼻胃管,用生理盐水冲洗胃腔,清除血凝块,持续低负压吸引,动态观察出血情况。可经胃管注入 200 mL 含 8 mg 去甲肾上腺素的生理盐水溶液,促进血管收缩以利于止血,可每 4~6 小时重复一次。③急症纤维胃镜检查可明确出血病灶,还可同时施行内镜下电凝、激光灼凝、注射或喷洒药物等局部止血措施。检查前必须纠正患者的低血容量状态。④应用抑酸(H_2 受体阻断剂或质子泵拮抗剂)、生长抑素等药物,经静脉或肌内注射蛇毒血凝酶等止血药物。

(三)幽门梗阻

可先行盐水负荷试验,即空腹情况下置胃管,注入生理盐水 700 mL,30 分钟后经胃管回吸,回收液体超过 350 mL 提示幽门梗阻。经过 1 周包括胃肠减压、全肠外营养支持以及静脉给予制酸药物治疗后,重复盐水负荷试验,如幽门痉挛水肿明显改善,可以继续保守治疗,如无改善则应考虑手术治疗。术前需要充分准备,包括禁食、留置鼻胃管用温生理盐水洗胃,直至洗出液澄清;纠正贫血与低蛋白血症,改善营养状况;维持水、电解质平衡等。

七、手术治疗

胃十二指肠溃疡穿孔、出血、幽门梗阻的手术方式主要有单纯修补术、远端胃大部切除术、胃-空肠短路术、迷走神经切断术。迷走神经切断术曾作为消化性溃疡治疗的一种重要术式,近年来已逐渐弃用,尤其急诊手术时由于腹腔污染、组织水肿,更不适宜行此手术。手术途径有开腹手术和腹腔镜手术两种。

(一)单纯穿孔修补缝合术

优点是操作简便,手术时间短,安全性高。适应证为,穿孔时间超出 8 小时,腹腔内感染及炎症水肿严重,有大量脓性渗出液;以往无溃疡病史,或有溃疡病史但未经正规内科治疗,无出血、梗阻并发症,特别是十二指肠溃疡患者;有其他系统器质性疾病,不能耐受急诊彻底性溃疡手术;穿孔边缘出血。

1.开腹单纯穿孔修补术

采用全身麻醉,平卧位,上腹部正中切口。入腹后吸除腹腔内积液及食物残渣。穿孔多发生在十二指肠球部或胃前壁、小弯侧,将胃向左下方牵拉多可发现穿孔部位。若在前壁未发现穿孔,则应考虑后壁穿孔的可能,需切开胃结肠韧带,将胃向上翻转,检查胃后壁。发现穿孔后,如系胃溃疡疑有恶变时,应先做活组织病理检查。沿胃或十二指肠纵轴,在距穿孔边缘约 0.5 cm 处用丝线作全层间断缝合。取附近网膜覆盖穿孔处,用修补缝线扎住,结扎缝线时不宜过紧,以免阻断大网膜血液循环而发生坏死。吸尽腹水,若污染严重可用温水冲洗,吸尽后放置腹腔引流管,关腹术毕。

2.腹腔镜下穿孔修补术

患者全麻后取平卧位,双下肢外展。术者立于患者左侧,助手立于患者右侧,扶镜手立于患者两腿间。(图 5-9)于脐下缘作 1 cm 切口,向腹腔刺入气腹针,充气并维持气腹压力在 1.6 kPa(12 mmHg),再经此切口置入 10 mm 套管,插入腹腔镜。在腹腔镜直视下分别于左中腹、左上腹和右中腹置入 3 个 5 mm 套管。(图 5-10)

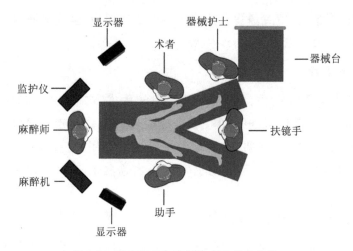

图 5-9　腹腔镜下穿孔修补术手术室布局

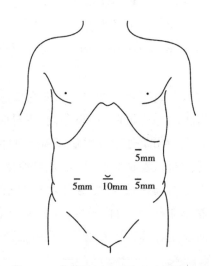

图 5-10　腹腔镜下穿孔修补术套管位置

　　吸除腹腔内积液及食物残渣,探查腹腔,寻找穿孔部位。穿孔多发生在十二指肠球部或胃的前壁、小弯侧,将胃向左下方牵拉便可发现穿孔部位。若肝脏遮盖术野,可用粗缝线将肝左叶暂时悬吊(缝线在脂肪处缝扎一针固定并穿出腹壁)。

　　十二指肠穿孔可用 2-0 带针缝线沿十二指肠的纵轴,距穿孔边缘约 0.5 cm作全层间断缝合。取附近网膜覆盖穿孔处,用修补缝线扎住。如系胃溃疡疑有恶性变时,应先做活组织病理检查,明确诊断。穿孔边缘的陈旧瘢痕组织可用超声刀适当修整后再间断缝合。吸净腹水,大量生理盐水冲洗腹腔直至吸出液澄清。仔细检查无活动性出血后,在盆腔及右肝下各置引流管一根。放尽气腹,逐层缝合脐部套管口,术毕。

(二)远端胃大部切除术

该术式优点是一次手术可同时解决穿孔和溃疡两个问题,手术适应证包括:患者一般情况良好,穿孔在 8 小时内,虽超过 8 小时但腹腔污染尚不严重;慢性溃疡病特别是胃溃疡患者,曾行内科治疗,或治疗期间穿孔;十二指肠溃疡穿孔修补术后再穿孔;有幽门梗阻或出血史者。

1.开腹远端胃大部切除术

全麻成功后患者取平卧位,取上腹部正中切口入腹。探查见幽门梗阻。助手将横结肠向足侧牵拉,将胃牵向头侧,并向上提拉,充分展开胃结肠韧带,造成一定张力。沿距大弯侧胃壁 3 cm 的无血管区切开胃结肠韧带,进入网膜囊。向右侧分离胃结肠韧带直至十二指肠下方。寻找横结肠系膜前后叶间的分离平面,沿此平面向胰腺下缘分离,在胰头表面幽门下寻找胃网膜右静脉,予以结扎离断。向胃窦方向继续寻找胃网膜右动脉,根部双重结扎并离断。沿胃大弯向左侧继续分离胃结肠韧带,直至脾下极,寻找胃网膜左动静脉,根部双重结扎并离断。

评估切除范围与吻合张力等因素,可选择保留胃短血管或离断胃短血管1~2 支。游离出大弯侧胃壁以供离断胃和吻合之用。将胃向足侧牵拉,将肝脏牵向头侧,充分显露胃小弯。离断幽门上血管,从幽门上缘切开肝胃韧带,完成十二指肠的游离。用直线切割闭合器离断十二指肠,十二指肠残端作 3~4 针浆肌层间断缝合加固。将胃向头侧牵拉并向上提起,充分暴露胃胰襞,游离胃胰襞寻找胃左动静脉,分别结扎、离断。将胃向足侧牵拉,游离胃小弯以备离断胃和吻合之用。沿预定切离线用直线闭合器钉合后,切除远端胃,胃断端闭合线可酌情加强缝合。

提起空肠起始部,在距 Treitz 韧带 15 cm 处肠壁缝牵引线。利用牵引线将残胃大弯与近端空肠靠近并列,吻合方向通常"空肠近端对胃大弯,远端对胃小弯"。在距胃断端 2 cm 处近大弯侧开一小口,在近端空肠对系膜缘开一小口,将直线切割闭合器的两支分别插入小口中(闭合前注意有无进入胃肠壁层次间,有无夹入肠系膜),确定方向后击发,完成胃肠吻合。最后缝闭残留开口前可经胃腔将胃管下拉,置入吻合口远侧空肠。双层缝合残留开口,完成 B-Ⅱ式吻合。冲洗腹腔,检查无活动性出血后在右肝下置引流管,从右侧腹引出、固定,缝合腹壁切口,术毕。检视切除标本,可见幽门管壁形成瘢痕,增厚明显。

2.腹腔镜远端胃大部切除术

(1)体位与套管位置:全麻成功后患者取平卧位,两腿分开。术者立于患者左侧,助手立于患者右侧,扶镜手立于患者两腿之间。监视器需用两台,分置于患者头端两侧。经脐孔穿刺并建立气腹,维持气腹压1.6 kPa(12 mmHg)。套管孔分布采用"弧形五孔法",脐部放置10 mm套管为观察孔,左侧腋前线肋缘下放置12 mm套管为主操作孔,脐左侧5 cm偏上放置5 mm套管为辅助操作孔,右侧腋前线肋缘下放置5 mm套管、右锁骨中线脐水平偏上放置10 mm套管为助手操作孔。

(2)探查:探查腹腔污染情况,寻找穿孔部位,明确胃病灶大小、部位、胃壁炎症程度,评估吻合条件。探查腹腔有无其他异常,边探查边用吸引器吸净腹腔污染物。

(3)远端胃切除术:用粗缝线悬吊肝脏,以充分显露胃小弯侧。根据穿孔大小,可选择用钛夹夹闭或丝线缝合穿孔处,控制污染物继续溢出,并可控制溃疡出血。助手用肠钳将胃大弯向头侧牵拉,并向上提拉,术者以左手分离钳牵拉胃结肠韧带,造成一定张力,沿距大弯侧胃壁3 cm的无血管区用电钩或超声刀打开胃结肠韧带,进入网膜囊。向右侧分离胃结肠韧带直至十二指肠下方,寻找横结肠系膜前后叶间的分离平面,沿此平面向胰腺下缘分离并寻找胃网膜右静脉,血管夹夹闭并离断。向胃窦方向继续寻找胃网膜右动脉,血管夹夹闭并离断。转而沿胃大弯向左侧继续分离胃结肠韧带,直至脾下极,寻找胃网膜左动静脉,结扎并离断。游离出大弯侧胃壁以供离断胃和吻合之用。术者左手钳将胃向足侧牵拉,助手提拉肝胃韧带,于肝十二指肠韧带左侧寻找胃右血管并离断。游离并离断幽门上血管,完成十二指肠的游离。充分暴露胃胰襞,超声刀游离胃胰襞寻找胃左静脉、动脉,分别夹闭并离断。游离胃小弯4~5 cm以备离断胃和吻合之用。有学者认为腹腔镜下B-Ⅰ式吻合操作较复杂,可靠性逊于B-Ⅱ式吻合,故推荐选择后者。用直线切割闭合器离断十二指肠。用2把抓钳固定钳夹胃窦断端和距Treitz韧带15 cm处空肠对系膜缘处定位,以备开腹后操作。上腹正中开5 cm纵行切口入腹,将胃提出腹腔外,沿预定切离线用直线切割闭合器离断切除远端胃。于残胃大弯远端缝牵引线。提出空肠,在钳夹肠管远端肠壁缝牵引线。利用牵引线将残胃大弯与近端空肠靠近并列,吻合方向通常按"空肠近端对胃大弯,远端对胃小弯"。在距胃断端2 cm大弯侧开一小口,于钳夹空肠处开一小口,将直线切割闭合器的两支分别插入小口中,调整方向后击发完成胃肠吻合。可经胃腔将胃管下拉置入吻合口远端空肠后,双层缝合残留开口,完成

B-Ⅱ式吻合。关闭上腹切口,重新建立气腹,冲洗腹腔,检查无活动性出血后,在右肝下置引流管。放尽气腹,关闭腹壁各套管口,术毕。

(三)胃-空肠短路吻合术

幽门狭窄梗阻,又无法切除,或者虽可勉强切除,但患者全身情况差,无法耐受者,按照损伤控制外科理念,可行胃-空肠短路吻合术。

1.开腹胃-空肠短路吻合术

患者全麻,取平卧位。作上腹正中切口约10 cm逐层入腹。探查病变部位、梗阻程度、腹腔有无其他异常。选择吻合部位后切开胃结肠韧带,进入网膜囊。向两侧分离胃结肠韧带,游离出大弯侧胃壁以供吻合之用。提起空肠,在距Treitz韧带15 cm处对系膜缘缝牵引线。在胃大弯侧开一小口,近端空肠对系膜缘开一小口,将直线切割闭合器的两支分别插入,闭合击发后完成胃-空肠吻合,双层缝合残留开口。可距胃-肠吻合口10 cm处加作布朗吻合(图 5-11),以缓解胆汁反流。

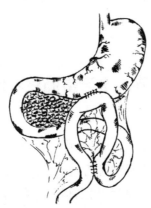

图 5-11　布朗吻合

2.腹腔镜胃-空肠短路吻合术

手术人员站位和套管孔位置同前述腹腔镜远端胃大部切除术。

探查腹腔,寻找病变部位,明确病灶大小、部位、胃壁炎症程度,评估吻合条件。探查腹腔有无其他异常。沿距大弯侧胃壁3 cm的无血管区用电钩或超声刀切开胃结肠韧带,进入网膜囊。向两侧分离胃结肠韧带,游离出大弯侧胃壁以供吻合之用。助手将胃体向上翻起,术者将距Treitz韧带20 cm处空肠自结肠前拉向胃体后壁。在胃后壁近大弯侧及距Treitz韧带20 cm处空肠对系膜缘缝牵引线。在牵引线处胃后壁近大弯侧及空肠对系膜缘各开一约0.5 cm小孔,分别置入直线切割闭合器的两支(注意勿进入胃肠壁的层次间),牵拉牵引线使胃壁、空肠壁对齐,注意勿夹入肠系膜,闭合击发行胃空肠侧侧吻合(结肠前吻合,空肠输入袢对胃大弯)。在腹腔镜下用 3-0 可吸收缝线连续或间断缝合关闭侧侧吻合后残留的小开口。间断或连续缝合关闭空肠系膜与横结肠系膜之间间隙,以防发生内疝。放尽气腹,关闭腹壁各切口,术毕。

十二指肠后壁溃疡向腹膜后穿孔引起广泛腹膜后感染者,应按十二指肠损伤处理,此类情况临床少见,病情隐匿,且病情重,死亡率高。

八、术后处理

监测生命体征,持续胃肠减压,应用抗生素预防感染,应用抑酸药物,肠外营养支持。鼓励患者早期活动,以助胃肠道功能恢复,并预防深静脉血栓形成。肛门排气后可酌情拔除胃管,渐次恢复流质饮食。使用药物或物理方法协助排痰。保持引流管畅通,每天记录引流量,观察引流液性状,以及时发现吻合口漏、出血等情况,术后 48 小时引流量减少后可拔除。恢复饮食后可改为口服抑酸药治疗,手术 6 周后复查胃镜。

第五节　十二指肠良性肿瘤

十二指肠良性肿瘤少见,良、恶性比例为 1 :(2.6～6.8)。据国内 1 747 例与国外 2 469 例十二指肠良恶性肿瘤综合统计,十二指肠良性肿瘤分别占 21％ 与 33％。十二指肠良性肿瘤本身虽属良性,但部分肿瘤有较高的恶变倾向,有的本身就介于良、恶性之间,甚至在镜下均难于鉴别。尤其肿瘤生长的位置常与胆、胰引流系统有密切关系,位置固定,十二指肠的肠腔又相对较窄,因此常引起各种症状,甚至发生严重并发症而危及生命。由于十二指肠位置特殊,在这些肿瘤的手术处理上十分棘手。

一、十二指肠腺瘤

十二指肠腺瘤是常见的十二指肠良性肿瘤,约占小肠良性肿瘤的 25％。从其发源可分为 Brunner 腺瘤和息肉样腺瘤两种。

(一)Brunner 腺瘤

Brunner 腺瘤系十二指肠黏液腺(Brunner 腺)腺体增生所致,故有人认为它并非真正的肿瘤。该腺体位于十二指肠黏膜下层,可延伸至黏膜固有层,其导管通过 Lieberkühn 腺陷窝开口于十二指肠腔,分泌含粘蛋白的黏液和碳酸氢盐。此腺体绝大多数位于十二指肠球部,降部和水平部依次减少。

Brunner 腺瘤有三种类型:①腺瘤样增生最多见,为单个瘤样物突出肠腔内,有蒂或无蒂,质较硬,呈分叶状。国外报道其直径多不超过 1 cm,国内报道肿瘤均较大,最大达 8 cm。②局限性增生:表面呈结节状,多位于十二指肠乳头上部。③弥漫性结节增生:呈不规则的多发性小结节,分布于十二指肠的大部分。

Brunner 腺瘤显微镜下所见无明显包膜,由纤维组织、平滑肌分隔成大小不等的小叶结构,可见腺泡、腺管和潘氏细胞,故认为属错构瘤,极少恶变。

1.临床表现

十二指肠 Brunner 腺瘤常无明显临床症状,当肿瘤生长到一定程度可出现上腹部不适、饱胀、疼痛或梗阻,约 45％病例有上消化道出血,以黑便为主,伴贫血,少有呕血。

2.诊断

十二指肠 Brunner 腺瘤常由上消化道辅助检查发现十二指肠黏膜下隆起性病变,而获得临床诊断,最后确诊常依赖病理组织检查。

常用辅助检查手段为钡餐或气钡双重造影和十二指肠镜。前者见球后有圆形充盈缺损或呈光滑的"空泡征",若为弥漫性结节样增生,则呈多个小充盈缺损,如鹅卵石样改变。十二指肠镜则可见肿瘤位于黏膜下,向肠腔内突出,质较硬,黏膜表面有炎症、糜烂,偶见溃疡,行活体组织病理检查时必须取材较深方能诊断。

3.治疗

理论上 Brunner 腺瘤属错构瘤性质,很少恶变,加之有学者认为 Brunner 腺瘤系胃酸分泌过多的反应,因而认为可经药物治疗消退,或长期追踪,但因于术前很难对 Brunner 腺病定性,而且腺瘤发展到一定大小常致出血、贫血等,因此绝大多数学者认为仍应手术治疗,特别是对单个或乳头旁局限性增生的腺瘤应予切除。处理方法如下。

(1)肿瘤小且蒂细长者可经内镜切除。

(2)肿瘤较大,基底较宽者应经十二指肠切除。

(3)球部肿瘤直径＞3 cm,基底宽,切除后十二指肠壁难以修复者,可行胃大部切除。

(4)肿瘤位于乳头周围,引起胆、胰管梗阻或疑有恶变,经快速病理检查证实者,应做胰头十二指肠切除。

(二)十二指肠腺瘤性息肉

十二指肠腺瘤多属此类。源于十二指肠黏膜腺上皮,有别于 Brunner 腺瘤。由于腺瘤的结构形态不同,表现各异,预后亦有较大的差异。目前按腺瘤不同结构和形态将其分为 3 类。①绒毛状腺瘤:腺瘤内有大量上皮从管腔黏膜表面突起,呈绒毛状或乳头状,表面如菜花样,基底部质软、易出血,恶变率高达 63%,临床较少见。②管状腺瘤:较多见,肿瘤多数较小、有蒂、质较硬,肿瘤内以管腔为主,少见绒毛状上皮,恶变率较低,约 14%。③管状绒毛状腺瘤:其形状结构和恶变率居前两者之间。

1.临床表现

早期多无症状,肿瘤发展到一定大小则可有上腹部不适、隐痛等胃十二指肠炎表现。较长病史者可出现贫血,大便隐血阳性,其中尤以绒毛状腺瘤表现突出。位于乳头部的腺瘤可因阻塞胆总管而致黄疸,或诱发胰腺炎。较大的肿瘤可致十二指肠梗阻,但较罕见。

2.诊断

同其他十二指肠肿瘤诊断方法一样,依赖于十二指肠低张造影和十二指肠镜检查,前者表现为充盈缺损;后者则可见向肠腔突起的肿块,呈息肉样或乳头状,病理学检查常可明确诊断。

B 超及 CT 等检查对诊断较大的腺瘤也有一定参考价值。

值得注意的是十二指肠腺瘤可伴发于家族性息肉、Gardner 综合征等,因而对十二指肠腺瘤做出诊断的同时,应了解结肠等其他消化道有无腺瘤存在。

3.治疗

十二指肠腺瘤被认为是十二指肠腺癌的癌前期病变,恶变率高。因此,一旦诊断确定应争取手术治疗。具体方法如下。

(1)经内镜切除:适用于单发、较小、蒂细长、无恶变可能的腺瘤。蒂较宽、肿瘤较大则不宜采用。应注意电灼或圈套切除易发生出血和穿孔。切除后复发率为 28%~43%,故应每隔半年行内镜复查,1~2 年后每年复查 1 次。

(2)经十二指肠切除:适用于基底较宽、肿瘤较大、经内镜切除困难者。乳头附近的肿瘤亦可采用此法。切除后同样有较高的复发率,要求术后内镜定期随访。

手术方法是切开十二指肠侧腹膜,游离十二指肠,用双合诊方法判断肿瘤部位和大小,选定十二指肠切开的部位,纵形切开相应部位侧壁至少 4 cm,显露肿瘤并切取部分肿瘤行术中快速病理切片检查。如肿瘤位于乳头附近,则经乳头逆行插管以判断肿瘤与乳头和胆管的关系,如有黄疸则应切开胆总管,经胆管内置管以显露十二指肠乳头。注意切除肿瘤时距瘤体外周 0.3~0.5 cm 切开黏膜,于肌层表面游离肿瘤。乳头附近肿瘤常要求连同瘤和乳头一并切除,因而应同时重做胆胰管开口。其方法是:在胆管开口前壁切断 Oddi 括约肌,用两把蚊式钳夹住胆管和胰管开口相邻处,在两钳之间切开约 0.5 cm,分别结扎缝合,使胆、胰管出口形成一共同通道,细丝线间断缝合十二指肠黏膜缘与胆、胰管共同开口处的管壁,分别于胆管和胰管内插入相应大小的导管,以保证胆汁、胰液引流通畅,亦可切开胆总管,内置 T 管,下壁穿过胆管十二指肠吻合口达十二指肠,胰管内置管,经 T 形管引出体外,缝合十二指肠切口,肝下置引流,将胃肠减压管前端置入十二指肠。本法虽然术后胆胰管开口狭窄、术后胰腺炎、十二指肠瘘等并发症较少,但切除范围有限。

(3)胃大部切除:适用于球部腺瘤,蒂较宽,周围有炎症,局部切除后肠壁难以修复者。

(4)胰头十二指肠切除:适用于十二指肠乳头周围单个或多发腺瘤,或疑有恶变者。十二指肠良性肿瘤是否应行胰头十二指肠切除术尚有争议。

二、其他十二指肠良性肿瘤

十二指肠良性肿瘤有的前面已经提到(如平滑肌瘤、脂肪瘤等),有的十分罕见(如神经源性肿瘤、错构瘤、纤维瘤、内分泌肿瘤等),以及一些组织的异位等在本节中不再阐述。

(一)十二指肠血管瘤(肉瘤)

血管瘤 90% 以上见于空肠与回肠,十二指肠少见,通常来自黏膜下血管丛。多数为很小的息肉状肿瘤,呈红色或紫血色,向肠腔内突出,可单发,也可多发,可呈局限性生长,也可弥漫性分布。可分为 3 型:①毛细血管瘤。无包膜,呈浸润性生长,在肠黏膜内呈蕈状突起的鲜红色或仅呈暗红色或紫红色斑。②海绵状血管瘤。由扩张的血窦构成,肿瘤切面呈海绵状。③混合型血管瘤。常并发出血,在诊断与治疗上均感棘手。极少数血管瘤可恶变为血管肉瘤。

血管肉瘤亦来自十二指肠的血管组织,除了能转移外,临床表现与血管瘤相似,但血管肉瘤的血管丰富,易向黏膜生长而形成溃疡与出血。

(二)十二指肠纤维瘤(肉瘤)

纤维瘤好发于回肠黏膜,十二指肠纤维瘤很少见,常为单发,也可多发。由肠黏膜纤维组织发生的良性肿瘤,也可发生在黏膜下、肌层、浆膜下。外观呈结节状,有包膜、界限清楚的肿瘤,切面呈灰白色,可见编织状的条纹,质地韧。镜下由胶原纤维和纤维细胞构成,其间是血管和其周围少量疏松的结缔组织。瘤组织内纤维排列成索状,纤维间含有血管的细胞,一般不见核分裂象。纤维肉瘤镜下瘤细胞大小不一,呈梭形或圆形,分化程度差异很大,瘤细胞核大深染,核分裂象多见,生长快,预后不佳。术后易复发。

主要临床症状为腹痛、恶心、呕吐、食欲缺乏、消瘦等,偶可发生梗阻与出血。

十二指肠肿瘤可引起严重并发症,少数可发生恶变,故一旦确诊,应以手术治疗为主。切除率一般可达 98% 以上,切除方案应根据病灶所在十二指肠的部位、大小、形态、肿瘤的类型而定。一般肿瘤较小,且距十二指肠乳头有一定的距离时,可行局部肠壁楔形切除,或局部摘除。有学者主张经十二指肠将肿瘤做黏膜下切除;肿瘤较大或多发性者,可行部分肠段切除术;肿瘤累及壶腹部或有恶变倾向时,应行部分十二指肠切除术。术中一定要注意将切除的肿瘤标本送冰冻切片检查,才能根据病理结果确定切除的范围。对十二指肠小的、单发的、带蒂的良性肿瘤可在内镜下用圈套器切除,或用微波、激光凝固摘除。

第 六 章

小 肠 疾 病

第一节 肠 套 叠

一段肠管套入其相连的肠管腔内称为肠套叠,多见于幼儿,成年人肠套叠在我国较为少见。大多数小儿肠套叠属急性原发性,肠管并无器质性病变,而成人肠套叠多由肠壁器质性病变引发,多为慢性反复发作。常见原因有憩室、息肉或肿瘤等,临床表现多不典型,且缺少特异性诊断技术,故术前较难确诊。随着微创外科的发展,腹腔镜探查和手术的应用日益广泛,在明确肠套叠诊断的同时,还可进行治疗性手术,或为开腹手术设计切口,减小创伤,具有明显的微创优势。

一、成人肠套叠

(一)病因

成人肠套叠临床较少见,多为继发性。其中90%的病因是良性肿瘤、恶性肿瘤、炎性损伤或Meckel憩室。小肠发生肠套叠多于结肠,这可能与小肠较长、活动度较大、蠕动较频繁、蠕动方式改变机会较大有关。原因不明的肠套叠可能与饮食习惯改变、精神刺激、肠蠕动增强、药物或肠系膜过长有关。腹部外伤和手术后亦可发生不明原因的肠套叠。

肠套叠按套叠类型分为回肠-结肠型、回肠盲肠-结肠型、小肠-小肠型、结肠-结肠型(图6-1)。套叠肠管可分为头部、鞘部、套入部和颈部(图6-2)。

(二)病理生理

肠管套入相邻肠管腔将导致肠腔狭窄,可引起机械性梗阻。尤其当套入部肠段系膜亦套入时,将出现肠管血运障碍,使肠黏膜发生溃疡和坏死,如没得到及时处理,肠壁会因缺血而坏死,最终肠管破裂。由于急性腹膜炎,水电解质严重丢失,感染和毒素吸收,将导致败血症和多器官功能不全综合征。

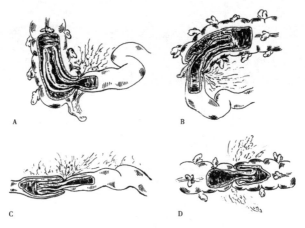

图 6-1　肠套叠类型

A.回肠-结肠型;B.回肠盲肠-结肠型;C.小肠-小肠型;D.结肠-结肠型

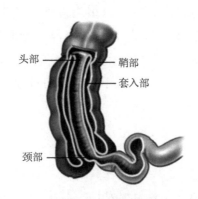

头部　　　　　　鞘部

套入部

颈部

图 6-2　套叠肠管分部

(三)辅助检查

1.超声检查

超声显示为中央套入部多层肠壁,造成多层次界面的高回声区,两侧为只有一层肠壁构成的低回声或不均质回声环,可表现为"假肾征"或"靶环征",套入部进入套鞘处呈舌状,远端呈低或不均质回声肿块。超声检查的缺点是在肠梗阻情况下,肠腔内气体较多,无法获得满意图像。

2.X 线检查

(1)单纯立位腹部平片:可见不全性或完全性肠梗阻表现。

（2）钡灌肠检查：在有结肠套入的成人肠套叠中典型表现为杯口征,对单纯小肠套叠无确诊价值,且必须行肠道准备,在急性完全性肠梗阻时无法行此检查,现已逐渐被B超检查所取代。

3.CT检查

对成人肠套叠诊断有较高应用价值。肠套叠部位与CT扫描线垂直时,表现为圆形或类似环形,称之为"靶征",是肠套叠最常见的特征性CT表现之一。套叠部位与CT扫描线平行时,则肿块呈椭圆形或圆柱形,附以线状的血管影,描述为"腊肠样"肿块。肠系膜血管及脂肪卷入套入部,也是较特异性的CT征象之一。

（四）诊断

1.临床表现

腹痛、腹部包块、呕吐、血便为肠套叠常见四大症状。成人肠套叠临床表现不典型,早期诊断困难,在急诊情况下更容易误诊。出现下列情况者应高度怀疑：①病程较长,亚急性起病,腹痛反复发作,症状可自行缓解或经保守治疗后好转,呈不完全性肠梗阻；②腹痛伴腹部包块,包块大小可随腹痛变化,位置不固定,常游走,可消失,消失后腹痛也随之消失；③有腹部包块的急腹症和腹痛伴血便者；④不明原因肠梗阻。

2.辅助检查

影像学检查特别是B超检查可作为首选。CT检查在成人肠套叠的诊断上有重要价值。

3.腹腔镜探查

术前诊断困难时,剖腹探查或腹腔镜探查是最主要的确诊手段,按微创原则,患者条件允许时首选腹腔镜探查。

（五）治疗

成人肠套叠大多数原发病为肿瘤,通常应手术治疗。

1.不应手法复位的肠套叠

（1）术前或术中探查明确为恶性肿瘤引起肠套叠,应行包括肿瘤及区域淋巴结在内的根治性切除术,试图将肠管复位很可能造成恶性肿瘤细胞播散或血行转移,且在复位过程中,缺血肠段易发生穿孔,而在水肿肠壁处切除吻合易致术后吻合口并发症。

（2）结肠套叠原发于恶性肿瘤的占50%～67%,因此结肠套叠不应手法复位,而应行规范肠切除并清扫淋巴结。

(3)套叠肠段有缺血坏死情况可直接手术切除。

(4)老年患者的肠套叠恶性肿瘤和缺血坏死发生率高,不应复位,可直接行肠段切除术。

2.可以手法复位的肠套叠

(1)肠管易复位且血供良好,可先行手法复位,再根据探查情况决定是否行肠切除手术。对于回肠-结肠型套叠,如肠管复位后未发现其他病变,以切除阑尾为宜,盲肠过长者应做盲肠固定术。

(2)小肠套叠多由良性病变引起,术中可考虑先将肠管手法复位,再行手术治疗。

(六)手术步骤

(1)探查:根据术前影像学评估,一般能明确套叠肠段位置。如梗阻不明显、有足够腹腔空间,可行腹腔镜探查。如腹胀明显、肿物巨大或有其他腹腔镜手术禁忌证时应行剖腹探查。

(2)手法复位:小肠-小肠型套叠较易复位,方法是通过缓慢轻柔挤压、牵拉两端小肠将套叠肠段拖出。回肠-结肠型套叠更容易出现回肠肠壁水肿、缺血、坏死,在复位时容易将肠壁撕裂或损伤,故建议在手法复位回肠-结肠型套叠时应格外小心。

(3)恶性肿瘤引起的肠套叠以不同部位的肿瘤根治原则行肿瘤根治术。

(4)小肠良性疾病引起的套叠在肠管复位后,酌情行单纯病变切除或套叠肠段切除。

(七)术后处理

术后根据不同肠段的手术和术式决定禁饮食时间,预防性应用抗生素。未恢复饮食前应予肠外营养支持。鼓励患者尽早下床活动,促进胃肠道功能恢复。肛门排气后可酌情拔除胃管及腹腔引流管,循序渐进恢复经口进食。

二、小儿肠套叠

小儿肠套叠是指各种原因引起的部分肠管及其附近的肠系膜套入邻近肠腔内,导致肠梗阻,是一种婴幼儿常见急腹症。肠套叠发病率为 1.5‰～4‰,不同民族和地区发病率有差异,我国远较欧美国家多见,男孩发病多于女孩,为(1.5～3):1。肠套叠偶尔可见于成人或新生儿,而主要见于 1 岁以内的婴儿,约占 60% 以上,尤以 4～10 个月婴儿最多见,是发病高峰。2 岁以后发病逐年减少,5岁以后发病罕见。

（一）病因

肠套叠分为原发性和继发性两种。

1.原发性肠套叠

90％的肠套叠属于原发性,套入肠段及周围组织无显著器质性病变。病因至今尚不清楚,可能与下列因素有关。

（1）饮食改变:由于婴儿肠道不能立即适应所改变食物的刺激,发生肠道功能紊乱而引起肠套叠。

（2）回盲部解剖因素:婴儿期回盲部游动性大,小肠系膜相对较长,回肠盲肠发育速度不同,成人回肠盲肠直径比为1.0∶2.5,而新生儿为1.0∶1.4,可能导致蠕动功能失调。婴儿回盲瓣过度肥厚且呈唇样凸入盲肠,加上该区淋巴组织丰富,受炎症或食物刺激后易引起充血、水肿、肥厚,肠蠕动易将回盲瓣向前推移,并牵拉肠管形成套叠。

（3）病毒感染:系列研究报道急性肠套叠与肠道内腺病毒、轮状病毒感染有关。病毒感染可能引起肠系膜淋巴结肿大和回肠末端集合淋巴结增殖肥厚,从而诱发肠套叠。

（4）肠痉挛及自主神经失调:各种原因的刺激,如食物、炎症、腹泻、细菌和寄生虫毒素等,使肠道发生痉挛、蠕动功能节律紊乱或逆蠕动而引起肠套叠。也有人提出由于婴幼儿交感神经发育迟缓,因自主神经系统功能失调而引起肠套叠。

（5）遗传因素:近年来有报道称,部分肠套叠患者有家族发病史。这种家族发病率高的原因尚不清楚,可能与遗传、体质、解剖学特点及对肠套叠诱因的易感性增高等有关。

2.继发性肠套叠

由肠道器质性病变引起,以Meckel憩室占首位,其次为息肉及肠重复畸形,此外还包括肿瘤、异物、结核、阑尾残端内翻、盲肠袋内翻及紫癜血肿等。患儿发病年龄越大,存在继发性肠套叠的可能性越大。

（二）病理生理

肠套叠在纵形切面上由三层肠壁组成,称为单套:外层为肠套叠鞘部或外筒,套入部为内筒和中筒。肠套叠套入最远处为头部或顶端,肠管从外面卷入处为颈部。外筒与中筒以黏膜面相接触,中筒与内筒以浆膜面相接触。绝大多数肠套叠病例是单套。少数病例小肠肠套叠再套入远端结肠肠管内,称为复套,断面上有5层肠壁。肠套叠多为顺行性套叠,与肠蠕动方向一致,逆行套叠极少见。肠套叠一旦形成很少自动复位,套入部进入鞘部,并受到肠蠕动的推动向远端逐渐深入,同时其肠系膜也被牵入鞘内,颈部紧束使之不能自动退出。由于鞘部肠管持续痉挛紧缩而压迫套入部,致使套入部肠管发生循环障碍,初期静脉回流受阻,组织淤血水肿,套入部肠壁静脉怒张破裂出血,黏膜细胞分泌大量黏液,黏液进入肠腔后与血液、粪质混合呈果酱样胶冻状排出。肠壁水肿不断加重,静脉回流障碍加剧,致使动脉受压,供血不足,最终发生肠壁坏死。肠坏死根据发生的病理机制分为动脉性和静脉性坏死。动脉性坏死多发生于鞘部,因鞘部肠管长时间持续性痉挛,肠壁动脉痉挛,血供阻断,部分肠壁出现散在的斑点状坏死,又称缺血性坏死(白色坏死)。静脉性坏死多发生于套入部,是由于系膜血管受压,静脉回流受阻,造成淤血,最终肠管坏死(黑色坏死)。

(三)类型

根据套入部最近端和鞘部最远端肠段部位将肠套叠分为以下类型。

1.小肠型

包括空肠套入空肠型、回肠套入回肠型和空肠套入回肠型。

2.回盲型

以回盲瓣为起套点。

3.回结型

以回肠末端为起套点,阑尾不套入鞘内,此型最多,占70%~80%。

4.结肠型

结肠套入结肠。

5.复杂型或复套型

常见为回回结型,占肠套叠的10%~15%。

6.多发型

在肠管不同区域内有分开的2个、3个或更多肠套叠。

(四)临床表现

小儿肠套叠分为婴儿肠套叠(2岁以内者)和儿童肠套叠,临床以前者多见。

1.婴儿肠套叠

多为原发性肠套叠,临床特点如下。

(1)腹痛:为最早症状,常常突然发作,婴儿表现为哭闹不安,伴有拒食出汗、面色苍白、手足乱动等异常痛苦表现。腹痛为阵发性,每次持续数分钟。每次发作后,患儿全身松弛、安静,甚至可以入睡,但间歇十余分钟后又重复发作,如此反复。这种腹痛与肠蠕动间期相一致,是由于肠蠕动将套入肠段向前推进,牵拉肠系膜,肠套叠鞘部产生强烈痉挛而引起的剧烈疼痛,当蠕动波过后,患儿即转为安静。肠套叠晚期合并肠坏死和腹膜炎后,患儿表现萎靡不振,反应低下。部分患儿体质较弱,或并发肠炎、痢疾等疾病时,哭闹不明显,而表现为烦躁不安。

(2)呕吐:呕吐是婴儿肠套叠早期症状之一,在阵发性哭闹开始不久,即出现呕吐,呕吐物初为奶汁及乳块或其他食物,以后转为胆汁样物,1～2天后转为带臭味的肠内容物,提示病情严重。

(3)血便:多在发病后6～12小时排血便,便血早者可在发病后3～4小时出现,为稀薄黏液或胶冻样果酱色血便,数小时后可重复排出。便血是由于肠套叠时套叠肠管的系膜嵌入在肠壁间,发生血液循环障碍而引起黏膜渗血,与肠黏液混合形成暗红色胶冻样液体。有些来诊较早患儿,虽无血便排出,但通过肛门指诊可见手套染血,对诊断肠套叠极有价值。

(4)腹部包块:在患儿安静时进行触诊,多数可在右上腹肝下触及腊肠样、稍活动、伴有轻压痛的肿块,肿块可沿结肠走行移动,右下腹一般有空虚感,严重者可在肛门指诊时,触到直肠内子宫颈样肿物,即为套叠头部。

(5)全身状况:依就诊早晚而异,早期除面色苍白、烦躁不安外,营养状况良好。晚期患儿可有脱水,电解质紊乱,精神萎靡不振、嗜睡、反应迟钝。发生肠坏死时,有腹膜炎表现,可出现全身中毒症状,如脉搏细速、高热昏迷、休克、衰竭以至死亡。

2.儿童肠套叠

儿童肠套叠与婴儿肠套叠相比较,症状不典型。起病较为缓慢,多表现为不完全性肠梗阻,肠坏死发生时间相对较晚。患儿也有阵发性腹痛,但发作间歇期较婴儿长,呕吐、血便较少见。据统计儿童肠套叠发生便血者只有约40%,而且便血往往在套叠后几天才出现,或者仅在肛门指诊时指套上有少许血迹。儿童较合作时,腹部查体多能触及腊肠形包块,很少有严重脱水及休克表现。

(五)诊断

1.临床表现

阵发性腹痛或哭闹不安、呕吐、便血和腹部包块。

2.腹部查体

可触到腊肠样包块,右下腹有空虚感,肛门指诊可见指套血染。

3.腹部超声

为首选检查方法,可通过肠套叠特征性影像协助确诊。超声图像在肠套叠横切面上显示为"同心圆"或"靶环"征,纵切面表现为"套筒"征或"假肾"征。

4.腹部 X 光平片或透视

可观察肠气分布、肠梗阻及腹腔渗液情况。

(六)鉴别诊断

小儿肠套叠临床症状和体征不典型时,易与下列疾病混淆:①细菌性痢疾;②消化不良及婴儿肠炎;③腹型过敏性紫癜;④Meckel 憩室出血;⑤蛔虫性肠梗阻;⑥直肠脱垂;⑦其他:结肠息肉脱落出血,肠内外肿瘤等引起的出血或肠梗阻。

(七)治疗

1.非手术疗法

(1)适应证:适用于病程不超过 48 小时,全身情况良好,生命体征平稳,无明显脱水及电解质紊乱,无明显腹胀和腹膜炎表现者。

(2)禁忌证:①病程超过 48 小时,全身情况不良,如有高热、脱水、精神萎靡、休克等症状;②高度腹胀,透视下可见肠腔内多个大液平;③已有腹膜刺激征或疑有肠坏死者;④多次复发性肠套叠而疑似有器质性病变;⑤小肠型肠套叠。

(3)空气灌肠:在空气灌肠前先作腹部正侧位全面透视检查,观察肠内充气及分布情况,注意膈下有无游离气体。采用自动控制压力的结肠注气机,向肛门内插入有气囊的注气管,注气后见气体阴影由直肠顺结肠上行达降结肠及横结肠,遇到套叠头端则阴影受阻,出现柱状、杯口状、螺旋状影像。继续注气时可见空气影向前推进,套头部逐渐向回盲部退缩,直至完全消失,此时可见大量气体进入右下腹小肠,然后迅速扩展到腹中部和左腹部,同时可闻及气过水声。透视下回盲部肿块影消失和小肠内进入大量气体,说明肠套叠已复位。

(4)B超下生理盐水加压灌肠:腹部 B 超可在观察到肠套叠影像后,于超声实时监视下行水压灌肠复位。随着水压缓慢增加,B 超下可见套入部与鞘部之间无回声区加宽,纵切面上套叠头部由"靶环"样声像逐渐转变成典型的"宫颈"征,套叠肠管缓慢后退,当退至回盲瓣时,套头部表现为"半岛"征,此时肠管后退较困难,需缓慢加大水压,随水压增大,"半岛"逐渐变小,最后通过回盲瓣而突然消失。此时可见回盲瓣呈"蟹爪样"运动,同时注水阻力消失,证明肠套叠已复位。

(5)钡剂灌肠:流筒悬挂高出检查台 100 cm,将钡剂徐徐灌入直肠内,在荧光屏上追随钡剂进展,在见到肠套叠阴影后增加水柱压力,直至套叠影完全消失。

(6)复位成功的判定及观察:①拔出气囊肛管后患儿排出大量带有臭味的黏液血便和黄色粪水;②患儿很快入睡,无阵发性哭闹及呕吐;③腹部平软,已触不到原有包块;④口服活性炭 0.5～1.0 g,如经6～8 小时由肛门排出黑色炭末,证明复位成功。

2.手术疗法

(1)手术适应证:①非手术疗法有禁忌证者;②应用非手术疗法复位失败或穿孔者;③小肠套叠;④继发性肠套叠。

(2)肠套叠手术复位。

术前准备:首先应纠正脱水和电解质紊乱,禁食水、胃肠减压、抗感染;必要时采用退热、吸氧、备血等措施。体温降至 38.5℃ 以下可以手术,否则易引起术后高热抽搐,导致死亡。麻醉多采用气管插管全身麻醉。

切口选择:依据套叠肿块部位,选择右上腹横切口、麦氏切口或右侧经腹直肌切口。较小婴儿多采用上腹部横切口,若经过灌肠得知肠套叠已达回盲部,也可采用麦氏切口。

手法整复:开腹后,术者以右手顺结肠走向探查套叠肿块,常可在右上腹、横结肠肝曲或中部触到。由于肠系膜固定较松,小肿块多可提出切口。如肿块较大宜将手伸入腹腔,在套叠部远端用右手示、中指先将肿块逆行推挤,当肿块退至升结肠或盲肠时即可将其托出切口。套叠肿块显露后,检查有无肠坏死。如无肠坏死,则于明视下用两手拇指及示指缓慢交替挤压直至完全复位。复位过程中切忌牵拉套入的近端肠段,以免造成套入肠壁撕裂。如复位困难时,可用温盐水纱布热敷后,再作复位。复位后要仔细检查肠管有无坏死,肠壁有无破裂,肠管本身有无器质性病变等,如无上述征象,将肠管纳入腹腔后逐层关腹。如为回盲型肠套叠复位后,阑尾挤压严重,应将阑尾切除。

肠切除术:对不能复位及肠坏死者,手法整复时肠破裂者,肠管有器质性病变者,疑似有继发性坏死者,在病情允许时可做肠切除一期吻合术。如病情严重,患儿不能耐受肠切除术,可暂行肠造瘘或肠外置术,病情好转后再关闭肠瘘。

腹腔镜下肠套叠复位术:腹腔镜手术探查和治疗肠套叠因其显著的优点而得到肯定:①腹腔镜手术创伤小、恢复快、并发症少;②某些空气灌肠提示复位失败或复位不确切者,麻醉后肠套叠可自行复位,腹腔镜手术探查可以发现上述情况而避免开腹手术的创伤;③对腹腔内脏器探查全面,可及时发现因器质性病变导致的继发性肠套叠;④术中可与空气灌肠相结合,提高复位率,由于腹腔内CO_2气腹压力和空气灌肠压力叠加作用于肠套叠头部,同时配合器械在腹腔内的牵拉作用,用较低的空气灌肠压力即能顺利将套叠肠管复位,安全性明显提高。

第二节　急性肠梗阻

肠内容物运行由于某些原因发生阻塞,继而引起全身一系列病理生理反应和临床症状。

一、分类

(一)机械性肠梗阻

临床最多见,由于机械性原因使肠内容物不能通过。多见于肠道肿瘤、肠管受压、肠腔狭窄和粘连引起的肠管成角、纠结成团等。肠道粪石梗阻主要见于老年人。

(二)动力性肠梗阻

分为麻痹性肠梗阻和痉挛性肠梗阻,肠道本身无器质性病变,前者由于肠道失去蠕动功能,以至肠内容物不能运行,如低钾血症时;后者则由于肠壁平滑肌过度收缩,造成急性肠管闭塞而发生梗阻,见于急性肠炎和慢性铅中毒等,较为少见。

(三)血运性肠梗阻

肠系膜血管栓塞或血栓形成,引起肠道血液循环障碍,肠管失去蠕动能力,肠内容物停止运行。

二、病因

主要原因依次为肠粘连、疝嵌顿、肠道肿瘤、肠套叠、肠道蛔虫症、肠扭转等。据大宗资料报告,肠粘连引起的肠梗阻占70%～80%(图6-3)。

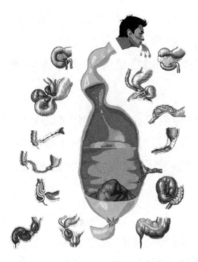

图 6-3　引起急性肠梗阻的常见病因

三、病理生理

急性肠梗阻病因繁多,但肠腔阻塞后的病理生理变化主要概括为以下方面。

(一)肠腔积液积气

正常情况下,人体消化道内的少量气体,随肠蠕动向下推进,部分由肠道吸收,其余最后经肛门排出。消化道气体约 70％ 来自经口吞入的空气,约 30％ 来自肠腔内细菌的分解发酵。这些气体在肠梗阻时不能被吸收和排除,再加上肠道细菌大量繁殖和发酵作用,肠腔胀气会越来越重。肠梗阻时肠道和其他消化腺分泌的大量消化液正常吸收循环途径被阻断,梗阻近端肠腔内大量积液,病程晚期还有肠壁病变引起的渗出,再加上呕吐丢失,将造成严重的水、电解质平衡紊乱,循环血量不足和休克。严重膨胀扩张的小肠还引起腹腔压力增高,膈肌抬高,影响下腔静脉回流,加重心动过速和呼吸急促。

(二)细菌易位与毒素吸收

急性肠梗阻时肠道细菌迅速繁殖,产生大量有毒物质,并经损伤的肠黏膜屏障和通透性增高的末梢血管进入血液循环,肠腔内细菌也发生易位,进入血液、淋巴循环和腹腔,引起全身中毒反应和感染。

(三)肠壁血运障碍

急性完性肠梗阻的近端肠管扩张逐渐加重,肠壁逐渐变薄,张力增高,进而引起肠壁血运障碍,即绞窄性肠梗阻,肠黏膜可发生溃疡和坏死,肠壁出现出血点和瘀斑,肠腔和腹腔内均有血性液体渗出。随着时间延长,过度扩张的肠壁会因缺血而坏死,继而肠管破裂,引起急性腹膜炎。

以上病理生理改变持续进展将最终导致 MODS 和死亡。

四、临床表现

急性肠梗阻的症状与梗阻部位和时间有明显关系,位置愈高则呕吐愈明显,容易出现水、电解质平衡紊乱;位置愈低则腹胀愈明显,容易出现中毒和感染;病情随时间逐渐加重。急性肠梗阻的共同症状包括腹痛、腹胀、呕吐和停止排气排便。

(一)腹痛

无血运障碍的单纯性肠梗阻为阵发性腹痛。肠管内容物下行受阻,其近端肠管会加强蠕动,因此出现阵发性绞痛,逐渐加剧。其特点是发作时呈波浪式由轻至重,可自行缓解,有间歇,部位不定。腹痛发作时在有些患者的腹壁可见肠型,听诊可闻及高调肠鸣音。腹痛发作频率随蠕动频率变化,早期较频繁,数分钟至数秒钟一次,至病程晚期肠管严重扩张或绞窄时则转为持续性胀痛。绞窄性肠梗阻腹痛多为持续性钝痛或胀痛,伴阵发性加剧,引起腹膜炎后腹痛最明显处多为绞窄肠管所在部位。麻痹性肠梗阻腹痛较轻,为持续性全腹胀痛,甚至没有明显腹痛,而主要表现为明显腹胀。

腹痛随病情发展而变化,阵发性绞痛转为持续性腹痛伴阵发性加剧提示病情加重,肠梗阻可能由不全性转为完全性,单纯性转为绞窄性。

(二)呕吐

急性肠梗阻时多数患者有呕吐症状,呕吐程度和呕吐物性质与梗阻部位及程度有关。高位小肠梗阻呕吐发生早而频繁,早期为反射性,吐出胃内食物和酸性胃液,随后为碱性胆汁。低位小肠梗阻呕吐发生晚,可吐出粪臭味肠内容物。结肠梗阻少有呕吐。呕吐和腹痛常呈相关性,病程早期呕吐后腹痛可暂时缓解。如呕吐物为棕褐色或血性时应考虑已发生绞窄性肠梗阻。麻痹性肠梗阻的呕吐为溢出性,量较少。

(三)腹胀

腹胀症状与梗阻部位有明显关系,高位梗阻因呕吐频繁,胃肠道积气积液较少,腹胀不明显。低位梗阻时腹胀明显。

(四)停止排气、排便

不完全性肠梗阻时肛门还可排出少量粪便和气体,完全性肠梗阻则完全停止排气排便。在高位完全性肠梗阻病例,梗阻以下肠道内的积气、积便在病程早期仍可排出,故有排气排便并不说明梗阻不存在。绞窄性肠梗阻时,可出现黏液血便。

(五)全身症状

急性肠梗阻早期全身情况变化不大,晚期则出现发热、脱水、水电解质酸碱平衡紊乱、休克,并发肠坏死穿孔时则出现腹膜炎体征。

(六)体征

腹部膨隆与梗阻部位有关,低位梗阻较明显,可为全腹均匀膨隆或不对称膨隆,随病程进展加重,在腹壁薄的患者可见肠型。腹部叩诊鼓音。未发生肠绞窄或穿孔时,腹肌软,但因肠道胀气膨隆导致腹壁张力升高,可干扰对腹肌紧张的判断。压痛定位不明确,可为广泛轻压痛。发生肠绞窄或穿孔后,压痛明显,定位在绞窄肠管部位或遍及全腹,并有反跳痛和肌紧张。在病程早期听诊可闻及高调金属声响样肠鸣音,至病程晚期近端肠道严重扩张,发生肠绞窄、穿孔或在麻痹性肠梗阻,肠鸣音消失。应注意年老体弱患者即使已发生肠绞窄或穿孔,腹部体征也可能表现不明确。

对肠梗阻患者的体检应注意腹股沟区,特别在肥胖患者,其嵌顿疝可能被掩埋于厚层脂肪中而被忽略。肛门指诊应作为常规检查,可发现直肠肿瘤、手术吻合口狭窄或盆腔肿瘤等。多数肠梗阻患者直肠空虚,若直肠内聚集多量质硬粪块,则梗阻可能为粪块堵塞引起,多见于老年人,勿轻易手术探查。

五、辅助检查

(一)立位 X 线腹平片检查

立位 X 线腹平片检查是诊断是否存在肠梗阻最常用亦最有效的检查,急性肠梗阻表现为肠道内多发液气平面,小肠梗阻表现为阶梯状液平面;若见鱼肋征,即扩大的肠管内密集排列线条状或弧线状皱襞影,则为空肠梗阻征象;结肠梗阻表现为扩大的结肠腔和宽大的液气平面,而小肠扩张程度较轻。无法直立的患者可拍侧卧位片,平卧位片可以体现肠腔大量积气,但无法体现液气平面(图 6-4)。

(二)超声检查

简便快捷,可在床边进行。肠梗阻时超声可见梗阻近端肠管扩张伴肠腔内积液,而远端肠管空瘪。小肠梗阻近端肠道内径常大于 3 cm,结肠梗阻近端内径常大于 5 cm。根据扩张肠管的分布可大致判断梗阻部位,小肠高位梗阻时上腹部和左侧腹可见扩张的空肠回声,呈"琴键征";小肠低位梗阻时扩张肠管充满全腹腔,右下腹及盆腔内扩张肠管壁较光滑(回肠);结肠梗阻时形成袋状扩张,位于腹周。严重结肠梗阻时肠管明显扩张,小肠与结肠的形态难以区分,但回盲瓣常可显示。机械性肠梗阻时近端肠管蠕动增强,扩张肠管无回声区内的强回声斑点呈往返或漩涡状流动;而麻痹性肠梗阻时肠壁蠕动减弱或消失,肠管广泛扩张积气;绞窄性肠梗阻时肠管粘连坏死呈团块状,肠壁无血流信号。超声诊断肠梗阻的敏感性可达 89%～96%,而且对引起梗阻的病因,如肿瘤、嵌顿疝等也可提供重要线索。

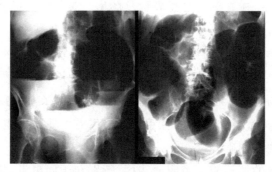

图 6-4　急性肠梗阻时立位腹平片(左)和平卧位片(右)对照

(三)CT 扫描

平卧位 CT 扫描横切面影像可显示肠管扩张和肠腔内多发气液平面。机械性肠梗阻有扩张肠管和塌陷肠管交界的"移行带征";麻痹性肠梗阻常表现为小肠、结肠均有扩张和积气积液,而常以积气为主,无明显"移行带征";血运障碍性肠梗阻除梗死或栓塞血管供血的相应肠管扩张、肠壁水肿增厚外,梗阻肠管对应血管可见高密度血栓,或增强扫描见血管内充盈缺损。CT 扫描还有助于发现引起肠梗阻的病因,如肿瘤、腹腔脓肿、腹膜炎、胰腺炎等。

(四)实验室检查

常规实验室检查常见水电解质酸碱平衡紊乱,低钾低钠血症常见,白细胞计数升高,中性粒细胞比值升高等。

六、诊断

依据症状体征和影像学检查,急性肠梗阻的诊断不难确立。完整的急性肠梗阻诊断应包括以下要点。

(一)梗阻为完全性或不完全性

不完全性肠梗阻具有腹痛腹胀、呕吐等症状,但病情发展较慢,可有少量排气、排便,立位腹平片见肠道少量积气,可有少数短小液气平面。完全性肠梗阻病情发展快而重,早期可能有少量排气排便,但随病情进展,排气排便完全停止,立位腹平片见肠道扩张明显,可见多个宽大液气平面。

(二)梗阻部位高低

高位小肠梗阻,呕吐出现早而频繁,水、电解质与酸碱平衡紊乱严重,腹胀不明显,立位腹平片见液气面主要位于左上腹。低位小肠梗阻呕吐出现晚,一次呕吐量大,常有粪臭味,腹胀明显,腹痛较重,立位腹平片见宽大液气平面,主要位于右下腹或遍布全腹。

(三)梗阻性质

是机械性还是动力性肠梗阻,性质不同,处理方法也不同。机械性肠梗阻常伴有阵发性绞痛,可见肠型和蠕动波,肠鸣音高亢。而麻痹性肠梗阻则呈持续性腹胀,腹部膨隆均匀对称,无阵发性绞痛,肠鸣音减弱或消失,多有原发病因存在。痉挛性肠梗阻的特点是阵发性腹痛开始快,缓解也快,肠鸣音多不亢进,腹胀也不明显。机械性肠梗阻的立位腹平片见充气扩张肠管仅限于梗阻以上肠道,麻痹性肠梗阻则可见从胃、小肠至结肠普遍胀气,痉挛性肠梗阻时胀气多不明显。

(四)梗阻为单纯性还是绞窄性

绞窄性肠梗阻预后严重,须立即手术治疗,而单纯性肠梗阻可先保守治疗。出现下列临床表现者应考虑有绞窄性肠梗阻存在:①腹痛剧烈,在阵发性疼痛间歇仍有持续性疼痛;②出现难以纠正的休克;③腹膜刺激征明显,体温、脉搏、白细胞计数逐渐升高;④呕吐物或肠道排泄物中有血性液体,或腹腔穿刺抽出血性液体;⑤腹胀不对称,可触及压痛的肠襻,并有反跳痛。在临床实际中肠绞窄的表现可能并不典型,若延误手术可危及生命,外科医师应提高警惕,急性肠梗阻经积极保守治疗效果不明显,腹痛不减轻,即应考虑手术探查。

(五)梗阻病因

详细询问病史,结合临床资料全面分析。婴幼儿急性肠梗阻多见于肠套叠和腹股沟疝嵌顿,青壮年多见于腹外疝嵌顿,老年人常见于消化道和腹腔原发或转移肿瘤。有腹部损伤或手术史则粘连性肠梗阻可能性大,心房颤动、风湿性心瓣膜病等可引起肠系膜血管血栓,饱食后运动出现的急性肠梗阻多考虑肠扭转引起。

七、治疗

(一)非手术治疗

为患者入院后的紧急处置措施,可能使部分病例病情得到缓解,为进一步检查和择期手术创造条件,也作为急诊手术探查前的准备措施。

1.禁食和胃肠减压

禁止一切饮食,放置鼻胃管(长度 55～65 cm)并持续负压吸引。降低胃肠道积气积液和张力有利于改善肠壁血液循环,减轻腹胀和全身中毒症状,改善呼吸循环。

2.补充血容量和纠正水电解质、酸碱平衡失调

患者入院后立即建立静脉通道,给予充分的液体支持。对已有休克征象者可先快速输注 5%葡萄糖盐水或林格氏液 1 000 mL。高位小肠梗阻常有脱水、低钾、低钠、低氯血症和代谢性碱中毒,其中以低钾血症最为突出,可进一步导致肠麻痹,加重梗阻病情。尿量大于 40 mL/h 可静脉滴注补钾。低钾、低钠对后代谢性碱中毒多能随之纠正。低位小肠梗阻多表现为脱水、低钠、低钾和代谢性酸中毒,其中以低钠更为突出。轻度低钠血症一般补充 5%葡萄糖盐水1 000 mL 后多可纠正,重度低钠患者则需根据实验室检查结果在补液中加入相应量的 10%氯化钠溶液。对急性肠梗阻患者的补液量应包括已累计丢失量、正常需要量和继续丢失量,其中丢失量还包括因组织水肿而移至组织间隙的循环液体量。应记录尿量、间断复查实验室指标,对重症患者还应监测中心静脉压(CVP),以酌情调整补液量和成分。对绞窄性肠梗阻患者可适当输血浆、清蛋白或其他胶体液,以维持循环胶体渗透压,有利于维持循环血量稳定,减轻组织水肿。

3.应用抗生素防治感染

急性肠梗阻时由于肠内容物瘀滞,肠道细菌大量繁殖,肠壁屏障功能受损,容易发生细菌易位,出现绞窄性肠梗阻时感染将更加严重。故应用广谱抗生素为必要措施。

4.营养支持

禁食时间超过 48 小时应给予全肠外营养支持,经外周静脉输注最好不超过7 天,而经深静脉导管可长期输注,但应注意防治导管感染等并发症。

5.抑制消化道分泌

应用生长抑素可有效抑制消化液分泌,减少肠道积液,降低梗阻肠段压力。

6.其他

输注血浆或清蛋白同时应用利尿剂,有助于减轻肠壁水肿。

(二)手术治疗

经非手术治疗无效,病情进展者,已出现绞窄性肠梗阻或预计将出现肠绞窄的患者应行急症手术治疗。需根据梗阻病因、性质、部位及全身情况综合评估,选择术式。手术原则是在最短时间内用最简单有效的方法解除梗阻。若伴有休克,待休克纠正后手术较为安全。若估计肠管已坏死而休克短时间内难以纠正者,应在积极抗休克同时进行手术探查。

手术切口应考虑有利于暴露梗阻部位,多采用经腹正中线切口或经右腹直肌探查切口。(图 6-5)应尽量在估计无粘连处进入腹腔,探查粘连区,锐性加钝性分离粘连,显露梗阻部位。已坏死的肠段、肿瘤、结核和狭窄部位应行肠段切除。若肠道高度膨胀影响手术操作,可先行肠腔减压,在肠壁开小口吸取肠内容物及气体,过程中尽量避免腹腔污染。

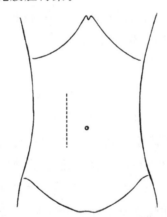

图 6-5　切口选择在有利于显露梗阻的部位

对肠道生机的判断是决定是否切除及切除范围的依据,主要从肠壁色泽、弹性、蠕动、血供、边缘动脉搏动等方面进行判断。遇判断有难度时,可用温热生理盐水湿敷肠襻,或以 0.5%～1.0% 的普鲁卡因 10～30 mL 在相应系膜根部注射,以缓解血管痉挛,并将此段肠管放回腹腔,15～20 分钟后再观察。若肠壁颜色转为正常,弹性和蠕动恢复,肠系膜边缘动脉搏动可见,则不必切除,若无好转则应切除。多数小肠部分切除后吻合较为安全。若绞窄肠段过长,患者情况危重,或切除范围涉及结肠,应在切除坏死肠段后做近远端肠造瘘,待病情稳定后二期行肠吻合术。

八、术后处理

手术后对患者应密切监护,老年、体弱及重症患者应进入 ICU 治疗。常见术后并发症包括以下 3 个方面。

(一)腹腔和切口感染

肠管坏死已存在较严重的腹腔感染,肠管切开减压和肠段切除易污染腹腔和切口,故术后发生感染的风险较高。术中应尽量避免肠内容物污染,关腹前应用生理盐水、聚维酮碘溶液或甲硝唑充分清洗腹腔,留置有效的腹盆腔引流,切口建议采用全层减张缝合,以消除无效腔,即使有感染渗出也可向外或向腹腔排除,避免因感染而敞开切口。

(二)腹胀和肠麻痹

术后应继续监测和补充电解质,进行肠外营养支持,继续鼻胃管减压。可用少量生理盐水灌肠,促进肠蠕动,减少肠粘连。若广泛肠粘连在手术中未能完全分离,或机械性肠梗阻存在多个病因,而手术只解决了某个病因,应警惕术后再次出现机械性肠梗阻,必要时需再次手术。

(三)肠漏和吻合口漏

肠漏和吻合口漏是粘连性肠梗阻术后的常见并发症。急性肠梗阻时肠壁水肿变脆,分离粘连时容易损伤,且在术中容易忽略,而在术后出现肠内容物外漏,引起急性腹膜炎。急性肠梗阻手术切除梗阻部位,行肠吻合时,近端肠管扩张变粗,而远端肠管较细,大口对小口吻合有一定难度,加之肠壁的炎性水肿和腹膜炎,容易造成术后吻合口漏。术后肠漏和吻合口漏的预后取决于其部位、流量、类型等,轻者经通畅引流,加强支持治疗后可以愈合,重者需及时再次手术治疗。

第三节 炎 性 肠 病

炎性肠病(inflammatory bowel disease,IBD)泛指一组原因不明的慢性肠道炎症性病变,通常指克罗恩病和溃疡性结肠炎。

一、克罗恩病

克罗恩病(CD)是一种病因尚不十分明确的肠道慢性肉芽肿性炎性疾病,由纽约西奈山医院的布里尔(Burrill)和克罗恩(Crohn)于1932年首次报告,多见于美国、西欧、北欧和东欧,我国等亚洲国家相对少见,但近年来有逐渐增多的趋势。克罗恩病表现为局灶性、不对称性的肠壁炎症,可出现在从口腔至肛门的任何部位,而回肠和右半结肠是最常见被累及的部位,其中以回肠末段最多见。克罗恩病的炎性病灶呈透壁性、节段性、非对称性分布,易发生瘘管及脓肿。本病患者多为青壮年,多数病情呈长期反复发作,严重影响生活质量甚至危及生命。克罗恩病在一定程度上可认为是一种难以治愈的终身疾病。

(一)病因

克罗恩病病因尚不明确,有多种学说,其中以感染和免疫异常学说较受关注。其他还有精神因素、食物过敏及家族遗传等病因学说,可能起诱发或加重本病的作用。

(二)病理

早期克罗恩病的损害主要发生在胃肠道淋巴滤泡和Peyer淋巴集结,这些淋巴结在回肠末段最为丰富,且此处本身肠管最狭窄,肠内容物停留时间最长,因此该区病变最明显。急性期受累肠管水肿、充血,肠壁组织中有炎性细胞浸润,浆膜表面常有灰白色纤维素沉积,淋巴组织增生,继之出现浅溃疡。在小溃疡部位的淋巴滤泡中有时可发现肉芽肿,说明可能在溃疡形成之前已有淋巴细胞在黏膜基底部局灶性集中,以后再有柱状上皮退化。该段肠系膜亦可受累,表现为明显的水肿增厚,淋巴结急性肿大。其后肠壁间有多量纤维增生,进而形成肠襻间粘连。黏膜下层有慢性炎性细胞浸润,黏膜增生形成假性息肉,这时出现明显的肠壁变厚、僵硬,并出现部分梗阻现象。肠黏膜面可出现深浅不同的溃疡,但一般呈息肉样增生状态,肠系膜因有纤维增生而变厚,且呈皱缩状,同时系膜间脂肪组织也明显增生。慢性期肠管因高度纤维化,不但变厚而且变细,出现较严重的梗阻,也可因肠襻间紧密粘连而形成梗阻。溃疡可穿出肠壁,形成腹内脓肿,但多数因脏器间先有粘连,容易形成肠襻间及肠襻与膀胱、阴道间的内瘘,部分穿破到腹壁外而形成外瘘。

(三)临床表现

1.全身表现

体重下降,日渐消瘦为最常见的症状。部分患者有低热或中度发热,无寒战,此时为活动期病变,可伴有溃疡、窦道、瘘管形成,或局限性穿孔形成腹内脓肿。约30%患者有肠道外全身性疾病,如关节炎、结节性红斑、脉管炎、硬化性胆管炎、胰腺炎等。

2.腹痛

腹痛是克罗恩病最常见的临床症状,疼痛多发生在右下腹或其周围,多呈间歇性发作,轻者仅有肠鸣和腹部不适,重者有剧烈绞痛。进食含纤维素多的食物常引起腹痛发作。病变进一步发展可形成肠梗阻,出现阵发性痉挛性疼痛。病变侵及回盲部时,疼痛常发生在脐周,以后局限于右下腹,与急性阑尾炎非常相似。有些病例既往无任何症状,突然发生剧烈腹痛,与肠穿孔极为相像,临床常误诊,剖腹探查时才证实为克罗恩病。病变侵犯空肠可表现为上腹痛。

当脓肿广泛侵及肠系膜根部时,常以背痛为主诉,易被误诊为脊柱或肾脏病变。胃十二指肠受累可出现类似消化性溃疡的症状和幽门梗阻表现。

3.腹泻

腹泻是克罗恩病的另一个特点,腹泻次数与病变范围有关。腹泻每天3～5次至10余次,严重者可达数十次,常为水样便,亦可出现黏液便或脓血便,易被误诊为细菌性痢疾。晚期患者可出现恶臭的泡沫样便。在有不全性梗阻时肠腔内大量积液,肠蠕动增强,加重腹泻。尤其是肠管广泛炎症并伴有内瘘时,大量液体短路进入结肠,则出现更为严重的水样泻。腹泻呈慢性过程,间断急性发作,长期持续,会出现水电解质紊乱和营养代谢障碍。

4.肠瘘

克罗恩病的特征之一是形成瘘管。内瘘是最常见的形式,发生率30%～40%,病变侵及肠壁肌层和浆膜层,进一步发展向邻近的小肠、结肠、膀胱等形成粘连穿透。外瘘亦是病变发展的一种形式,常见瘘管通向肛周皮肤,也有开口在腹壁或臀部。瘘管很少通向腹内实质器官,如肝脏、脾脏,但可在器官周围形成脓肿。

5.肠梗阻

梗阻多发于小肠,原因有急性炎症致黏膜充血、水肿、增厚;慢性炎症使肠壁增生、瘢痕形成,致肠腔狭窄,是克罗恩病手术治疗的首要原因。

6.肠穿孔和腹腔脓肿形成

1%～2%的患者发生肠穿孔,急性肠穿孔在克罗恩病较少见。大部分为慢性穿孔,在局部包裹形成脓肿,90%发生在末段回肠,且在系膜对侧缘,10%发生在空肠。脓肿多形成于肠管之间,或肠管与肠系膜或腹膜之间,也可发生于肠管切除后的吻合口漏,好发部位在回肠末段。

7.出血和营养不良

肠壁炎症充血、水肿、纤维化的慢性过程中,肠黏膜病灶可反复出血,患者可经常出现黑便。肠道广泛炎症导致吸收面积减少,菌群失调,发生腹泻、贫血、低蛋白血症、维生素缺乏及电解质紊乱。由于钙缺乏可出现骨质疏松,四肢躯干疼痛。病变侵犯十二指肠可引起消化道大出血。直肠肛门有溃疡时可出现大便带鲜血,但一般量少,易误诊为内痔出血。

总之,克罗恩病的临床表现无特异性,且病变侵犯部位不同则症状也各异,常与其他疾病相混淆,临床上极易误诊。体格检查往往在病变部位可触到肿块,局部有压痛,以右下腹肿块较为多见,形态为腊肠样,边界不清,较固定。发生肠梗阻时有腹胀,有时可见肠型或触及扩张肠管。

(四)辅助检查

有诊断意义的特殊检查为消化道钡剂造影和内镜检查。

1.X线消化道钡剂造影

可显示小肠慢性炎症表现,包括:①肠道狭窄并呈跳跃式分布,肠壁的深浅溃疡和窦道;②钡剂通过窦道与比邻的肠道相通,或进入腹腔脓肿内;③肠管失去正常形态,狭窄纠结紊乱。灌肠气钡双重造影可见肠壁的纵行溃疡或裂隙状溃疡,溃疡之间有正常肠黏膜,但由于黏膜下层水肿及纤维化,正常黏膜隆起,X线影像下形成卵石征。

2.内镜检查

纤维小肠镜和结肠镜均可显示病变部位,可见狭窄不一的肠腔,大小不等的溃疡,表浅圆形溃疡或匐行溃疡,黏膜水肿,呈卵石样结节性改变,假息肉和狭窄带等。病变常为节段性分布。活检组织中可见到肉芽肿,对诊断有极大帮助。

(五)治疗

1.支持疗法和对症处理

控制饮食,必要时禁食。有低蛋白血症和明显贫血时,要输血,输清蛋白,给予肠外营养支持,纠正水电解质紊乱。给予解痉、止泻、抗感染治疗,应用肾上腺皮质激素控制症状,严重病例可谨慎使用免疫抑制剂。

2.外科手术治疗

克罗恩病的手术指征一直存在争议,多数学者认为无并发症的克罗恩病应首先内科治疗,无效或出现各种消化道并发症才是外科手术的适应证。术后易复发和可能需多次手术是克罗恩病的重要特性,在接受第 1 次手术后 10 年内约有 50％的复发者需再次手术。外科医师必须认识到,手术只是针对克罗恩病并发症而施行,并不能达到治愈目的。

(1)急性肠梗阻:多数为慢性肠梗阻急性发作而收入院,主要原因除瘢痕、肉芽肿等机械因素外,肠道痉挛、肠壁充血水肿是急性发作的重要因素。经规范保守治疗病情无缓解,或持续加重者需尽快手术。

手术方式包括:①短路手术,即将梗阻近端肠道与梗阻远端肠道行侧侧吻合,通过旁路跨过梗阻,将梗阻部位旷置,使肠道上下通畅。手术简单、实用、损伤小,适用于病情重、手术难度大的患者。部分患者远期效果差,也可能出现盲祥综合征。尽管如此,该术式对暂时性缓解危重或炎性肿块较大患者的症状仍是行之有效的措施。②梗阻病变肠管切除,术中常规切开梗阻近端肠管减压,切除梗阻部位,行远近端肠管吻合。从长远看此手术优于短路手术,特别是有学者发现克罗恩病患者并发的小肠癌,近一半发生在旷置肠管,故认为应切除病变肠管。

(2)肠穿孔:克罗恩病穿孔较少发生气腹,一旦确诊,必须急诊切除病变肠段,近端外置作肠造口,多为回肠造口。亦有病变肠段切除后一期吻合的报道,主要应根据患者全身情况、腹腔污染情况以及病变程度和范围而定。病灶切除后复发部位一般在吻合口的近端肠管,出现吻合口不愈和肠漏,可能与病变切除范围不足有关,故确定切除范围极为重要。往往病变范围超过肉眼所见,一般应距离病变处 10～15 cm。穿孔单纯修补术的病死率和并发症发生率高,不宜施行。

(3)腹腔脓肿:对较小的腹腔脓肿可采取保守治疗或行腹腔脓肿引流术,如B超或 CT 引导下的经皮穿刺置管引流。如治疗失败或脓肿中含有肠内容物则需要剖腹探查,切开脓肿,清洗引流,并需切除脓肿形成的来源,即穿孔的病变肠段,可行一期吻合。当脓肿腔较大或伴有发热等中毒症状时,应先行近端肠管造口术,待脓腔引流较彻底后,再择期手术切除病变肠管。造口部位应避开切口。

(4)肠瘘:由于克罗恩病并不向穿透的组织扩散和侵袭,因此手术只需切除病变肠段,而被穿透的组织器官清创修补即可。需要注意的是回肠-乙状结肠瘘若单纯将乙状结肠清创缝合,修补口瘘发生率较高,故需要切除部分乙状结肠。外瘘发生率较低,但对机体影响较大,应早期积极引流和抗感染治疗。待病情稳定,局部炎症消退后的非活动期,行病变肠段切除吻合、皮肤瘘管切除术。切除皮肤瘘管时要注意往往存在多个瘘口,广泛切除可能引起皮肤缺损,若缺损不大,可直接缝合,或只将炎性肠管切除,腹壁不做过多扩创仍可治愈。

(5)消化道出血:主要表现为便血,量较少,常为慢性反复出血,大出血少见。保守治疗可使大部分出血得到缓解。当合并大出血时,若保守治疗不能奏效,可行血管介入治疗,找到出血部位予以栓塞止血。如仍无法控制出血,应行紧急手术。

(6)误诊手术处理:克罗恩病手术前确诊率很低,大部分以急性阑尾炎、肠梗阻、肠穿孔、肠出血诊断进行探查,尤其以急性腹痛就诊而被误诊为急性阑尾炎者不在少数。当克罗恩病误诊急性阑尾炎而手术时,有学者认为切除阑尾后容易发生肠瘘,故不主张行阑尾切除,但事实上术后肠瘘发生的部位常常不是阑尾根部盲肠,而是回肠末段。表面看来肠瘘与切除阑尾似无关,但在这类患者术中可见盲肠和末段回肠充血、水肿、增厚,阑尾切除和局部探查扰动可能加重病变发展而导致肠瘘,故这类患者应禁行阑尾切除术。

外科手术并不能治愈克罗恩病,而只针对其并发症,术后易复发及需再次手术是克罗恩病的一个重要特征,患者一生之中可能需要多次手术,故过度的切除性手术可能导致短肠综合征等严重后果。手术时应遵循"节省肠管"的保守原则,全面探查肠管,了解病变范围,需要手术处理的只是那些有明显并发症的部位。术前术后应与内科医师及患者密切配合,制订合理的综合治疗方案,才可能获得最佳治疗效果和生活质量。

二、溃疡性结肠炎

溃疡性结肠炎(ulcerative colitis,UC)是一种以大肠黏膜和黏膜下层炎症为特点,病因不明的慢性疾病。病变多位于直肠和乙状结肠,也可延伸到降结肠,甚至整个结肠。其临床表现多样化,诊断缺乏特异性,近年来有不断增加的倾向,由其引起的并发症亦有所增多。

(一)病因

UC病因至今未完全明了,多数学者认为与感染、遗传、自身免疫、饮食、环境及心理等因素有关。

(二)病理

UC病理表现为结肠弥漫性、连续性的表浅炎症,好发于直肠,向近侧结肠延续,累及乙状结肠,少数波及整个结肠,一般不累及小肠。全结肠受累时,在末端回肠可有反流性表浅炎症。UC病变深度一般限于黏膜和黏膜下层,肌层基本不受累。在少数严重病例,炎症和坏死可延伸至环肌层或纵肌层,使肠壁变薄,自发性穿孔的危险性增高。UC 黏膜病变程度差别很大,可从正常黏膜到完全剥脱。肠黏膜细胞受炎症侵袭,肠壁充血、水肿、增生反复发作。炎症细胞浸润形成细小脓肿,脓肿间相互融合扩大形成溃疡。这些溃疡沿结肠纵轴发展,逐渐融合成大片溃疡。溃疡间黏膜增生形成假性息肉,其上皮可由不典型增生转为癌变,因此可认为 UC 是一种癌前病变。由于病变很少深达肌层,合并结肠穿孔、瘘管形成或结肠周围脓肿较少。在少数暴发型病例,病变侵及肌层并伴发血管炎和肠壁神经丛损害,使肠壁变薄、肠腔扩张、肠运动失调而形成中毒性巨结肠。炎症反复发作可使大量肉芽组织增生,肌层挛缩、变厚,造成结肠变形、缩短、结肠袋消失及肠腔狭窄。

(三)临床表现

根据病变发展的不同阶段,UC 有轻重不一的临床表现。

1.轻型

病变部位仅累及结肠远端,症状轻,起病缓慢,腹泻轻,大便次数每天 4 次以下,大便多成形,可见少量黏液性血便,呈间歇性,可有腹痛,但程度轻,无全身症状。

2.中型

病变范围较广,症状持续半年以上。常有程度不等的腹泻、间断血便、腹痛及全身症状。结直肠病变为进行性加重,并发症有结直肠出血、狭窄性结肠梗阻、结肠穿孔、癌变等。

3.重型

病变累及结肠广泛而严重,易发生出血和中毒性结肠扩张。受累最重部位多在横结肠,由于肠襻极度膨胀,又称之为中毒性巨结肠、中毒性结肠扩张或急性中毒性肠膨胀。约 15% 的 UC 患者可并发中毒性巨结肠而危及生命,其发病急骤,有显著的腹泻,日达 6 次以上,为黏液血便和水样便,伴发热、贫血、厌食、体重减轻等全身症状。严重者发生脱水、休克等毒血症征象。持续严重的腹痛、腹部膨隆、白细胞计数增多、低蛋白血症,提示结肠病变广泛而严重,已发展至中毒性巨结肠。

(四)诊断

UC 通常并无特异性临床表现。重症患者长期消耗,营养不良,出现高热和中毒性巨结肠时诊断并不困难,但为时较晚。有两项辅助检查对诊断有较大帮助。

1.纤维结肠镜检查

大多数 UC 累及直肠和乙状结肠,通过结肠镜检查可明确诊断。镜下可见充血、水肿的黏膜,肿脆而易出血,在进展性病例中可见溃疡,周围有隆起的肉芽组织和水肿黏膜,呈息肉样改变。在慢性进展性病例中,直肠和乙状结肠腔可明显狭窄。为明确病变范围,应做全结肠检查,同时做多处活检,以便和其他疾病相鉴别。

2.气钡灌肠双重造影

有助于确定病变范围和严重程度。造影中可见结肠袋形态消失,肠壁不规则,假息肉形成,肠腔变细、僵直在检查前应避免肠道清洁准备,以免使结肠炎恶化。一般检查前 3 天给予流质饮食即可。有腹痛患者禁做钡灌肠检查,应选择腹部 X 线平片或 CT 检查,观察有无中毒性巨结肠、结肠扩张及膈下游离气体。

(五)治疗

1.全身支持疗法和对症处理

给予深静脉营养支持,纠正水、电解质平衡紊乱,纠正低钾血症。对于轻、中度患者可口服柳氮磺吡啶(SASP),常能达到较好效果,发作期每天 4～6 g,分 4 次服用。病情好转数周后减量,可改为每天 2 g,持续用药 1 年以上。对中、重度患者,结肠病变广泛的急性期和严重病变,应用肾上腺皮质激素对缓解症状,延迟病程有一定作用,可口服或静脉滴注,或加入生理盐水作保留灌肠。在急性发作期应用激素的效果是肯定的,但在慢性期应谨慎使用,注意其长期使用的不良反应。应用免疫抑制剂,如硫唑嘌呤等,能改善病程进展,控制临床症状,但不能改变基本病变,常用于静止期以减少复发。

2.手术治疗

适应证包括中毒性巨结肠、并发肠穿孔或濒临穿孔、大量或反复出血、肠狭窄并发反复梗阻。手术方法如下。

(1)结直肠全切除、回肠造口术(图 6-6):主要针对结肠病变广泛并伴有低位直肠癌变,需做直肠切除者。在急诊情况下无须肠道准备,手术彻底,并发症少,无复发、癌变、吻合口漏之虑。但永久性回肠造口将给患者带来不便,较影响生活质量。

(2)全结肠切除、回直肠吻合术(图 6-7):主要适用于直肠无病变的患者。手术操作简便,避免永久造口,术后并发症少。但由于保留了直肠,术后有疾病复发和癌变的危险。

(3)全结肠直肠切除、回肛吻合术(IAA)及全结肠直肠切除、回肠储袋肛管吻合术(IPAA):适用于慢性 UC 对内科治疗无效者,或反复持续的结肠出血、肠狭窄或黏膜严重病变者。这类手术既切除了结直肠(或直肠黏膜),又能保留有一定功能的肛门。尤其是 IPAA,因其储袋的储粪功能可减少排便次数,生活质量较好,更受患者欢迎。IPAA 术式须充分游离末段回肠系膜,使回肠末段能顺利拉至盆腔,制成二襻的 J 形或三襻的 S 形等储袋,与肛管吻合,疗效满意。

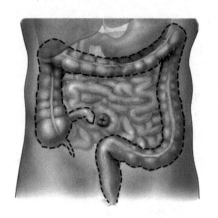

图 6-6　结直肠全切除、回肠造口术

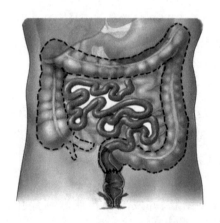

图 6-7　结肠全切除、回直肠吻合术

　　UC 的手术治疗分为急诊手术、限时手术和择期手术。肠穿孔、中毒性巨结肠、大量肠出血等常需急诊手术,旨在挽救患者生命,首选结肠次全切除、回肠造口、直肠残端缝闭(图 6-8)。对危重患者可行末段回肠和乙状结肠双腔造口(双造口术),以转流粪便及排除结肠内容物,以后再行治疗性切除和重建手术。若经保守治疗病情转稳定,应强化支持治疗,力争在较好的条件下行择期手术。如不能控制出血,则应选择全部或次全结肠切除、回肠造口术,不必切除直肠,以减小手术创伤,留待日后再行治疗性切除和重建手术。结肠切除后粪流改道,即使直肠内仍有活动性病变,出血亦可停止。全结肠直肠切除、回肠造口术为多年来施行的标准择期术式,其手术死亡率低,并发症少,结肠和直肠切除后根除了全部病变,多数患者能恢复正常生活和工作能力,所以仍不失为一种简单、安全的手术方式。但由于术后回肠造口不易管理,易致水电解质平衡紊乱和造口皮肤碱性腐蚀,又因 UC 病变多在直肠和结肠远段,因此可行直肠、乙状结肠切除,降结肠造口(图 6-9),或直肠、左半结肠切除,横结肠造口术(图 6-10),以改善术后营养吸收,减少肠液丢失,且造口更易管理。而 IAA 和 IPAA 是近年来颇受推荐的 UC 手术治疗方法,在达到治疗目标的同时,避免了肠造口对患者心理和生活质量的巨大影响,更符合现代外科发展力求减少治疗创伤的方向。

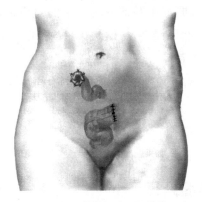

图 6-8 结肠次全切除,回肠造口术

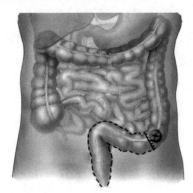

图 6-9 直肠、乙状结肠切除,降结肠造口

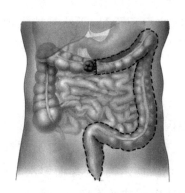

图 6-10 直肠、左半结肠切除,横结肠造口

3.中毒性巨结肠的治疗

多见于严重的 UC 患者,住院 UC 患者中约 60% 初次发病即发作。中毒性巨结肠为一段结肠急性炎症和明显扩张,扩张结肠主要位于横结肠和脾曲,小肠常无病变。正常小肠内无多量气体存留,如腹平片见小肠内有异常气体,并有严重代谢性碱中毒,常为中毒性巨结肠的先兆。该症以腹痛为主要表现,腹胀明显,腹部平片可见扩张增厚的结肠,肠腔直径可超过 6 cm。急性中毒性巨结肠

是 UC 特别危险的并发症,往往是暴发型病例,有腹痛剧烈、高度腹胀,发热、心动过速、反应迟钝等中毒症状,肠鸣音消失。实验室检查可见白细胞升高、低血钾、低蛋白血症和贫血。患者每天排便可达十余次,易引起水电解质平衡紊乱。对中毒性巨结肠应首先采取积极支持疗法和对症处理,维持水电解质和酸碱平衡,尽快应用抗生素,静脉给予皮质激素,约半数患者对药物保守治疗反应良好,可化急诊为平诊,改为择期手术。暂时性结肠扩张并不是急诊手术的适应证,如病情恶化,则手术应在 24 小时内进行。中毒性巨结肠经 24 小时保守治疗无效者,应急症手术,方式首选结肠次全切除、回肠造口、直肠残端缝闭,留待以后行重建手术。手术可减少结肠穿孔的发生率,伴结肠穿孔的患者死亡率为 20%,而无穿孔仅为 4%。

第四节　短肠综合征

短肠综合征是指因各种原因行广泛小肠切除、手术造成小肠短路或误将胃与回肠吻合后,小肠消化吸收面积不足,无法维持生理需要,而导致进行性营养不良、水电解质紊乱,继而出现器官功能衰退、代谢障碍、免疫功能下降的临床综合征。

一、病因

导致短肠综合征的原因有很多,成人短肠综合征多因小肠扭转或肠系膜血管栓塞或血栓形成,导致大部小肠坏死,被迫行大部分小肠切除后;也见于因克罗恩病、放射性肠损伤、反复肠梗阻、肠外瘘而多次切除小肠,致剩余肠道过短;或因严重外伤致大面积小肠毁损或肠系膜上血管损伤,而被迫切除大量小肠;胃肠手术中误将胃与回肠吻合,或高位与低位小肠间短路术后亦可造成短肠综合征。儿童短肠综合征多为先天性因素引起,如肠闭锁、坏死性小肠结肠炎等导致小肠长度不足或切除大量肠襻,无法维持足够营养吸收。

二、病理生理

短肠综合征的严重程度取决于切除肠管的范围及部位,是否保留回盲瓣,残留肠管及其他消化器官(如胰和肝)的功能状态,剩余小肠的代偿适应能力等。通常认为满足正常成人所需的小肠长度最低限度,在没有回盲瓣时为 1 m,而有回盲瓣时为至少 75 cm。大量小肠吸收面积的丢失将导致进行性营养不良、水电解质紊乱、代谢障碍等。另外,大量肠道激素(如胆囊收缩素、促胰液素、肠抑胃素等)的丢失,将导致肠道动力、转运能力等发生改变,幽门部促胃液素细胞增生(40%～50%的短肠综合征患者有胃酸分泌亢进)。回肠是吸收结合型胆盐及内因子结合性维生素 B_{12} 的部位,切除或短路后造成的代谢紊乱明显重于空肠。因胆盐吸收减少,未吸收的胆盐进入结肠将导致胆盐性腹泻,胆盐肠-肝循环减少将导致严重的胆盐代谢紊乱,因肝代偿合成胆盐的能力有限,将造成严重脂肪泻。切除较短回肠(<50 cm)时,患者通常能够吸收足够的内因子结合性维生素 B_{12},而当切除回肠>50 cm 时,将导致明显的吸收障碍,引起巨幼红细胞贫血及外周神经炎,并最终导致亚急性脊髓退行性改变。

短肠综合征时剩余小肠会发生代偿性改变,食物刺激及胃肠激素的改变使小肠绒毛变长、肥大,肠腺陷凹加深,黏膜细胞 DNA 量增加,肠管增粗、延长,黏膜皱襞变多。随黏膜的高度增生,酶和代谢也发生相应变化,钠-钾泵依赖的三磷酸腺苷、水解酶、肠激酶、DNA 酶、嘧啶合成酶活性均增加,而细胞二糖酶活性降低,增生黏膜内经磷酸戊糖途径的葡萄糖代谢增加。研究显示广泛肠切除后残余肠道可逐渐改善对脂肪、内因子和碳水化合物(特别是葡萄糖)的吸收。(图 6-11)

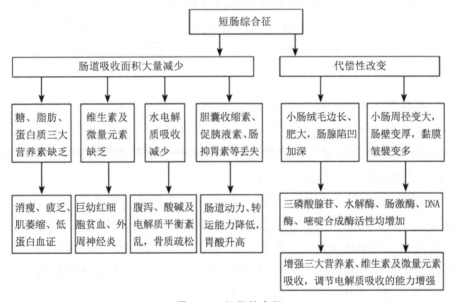

图 6-11　短肠综合征

三、临床表现

主要表现为早期的腹泻和后期的严重营养障碍。短肠综合征的症状一般可分为失代偿期、代偿期、代偿后期 3 个阶段。失代偿期(急性期)为第 1 阶段,是指发生短肠状况后早期,残留的肠道仅能少量吸收三大营养素和水、电解质,患者可出现不同程度的腹泻,与保留肠管的长度相关。多数患者并不十分严重,少数患者每天腹泻量可高达 2 L,重者可达 5～10 L,因此出现脱水、血容量不足、电解质紊乱及酸碱平衡失调。胃泌素增多,胃酸分泌亢进,不仅使腹泻加重,消化功能进一步恶化,还可出现吻合口溃疡,甚至导致上消化道出血。数天后腹泻次数逐渐减少,生命体征逐渐稳定,胃肠动力恢复。这一阶段多需 2 个月。代偿期(适应期)为第 2 阶段,经治疗后机体内稳态得以稳定,腹泻次数减少,小肠功能亦开始代偿,吸收功能有所增强,肠液丧失逐渐减少,肠黏膜出现增生。代偿期时间长短随残留小肠长度,有无回盲部和肠代偿能力而定,最长可达 2 年,一般在 6 个月左右。代偿后期(维持期)为第 3 阶段,肠功能经代偿后具有一定的消化吸收能力,此时营养支持的方式与量已定型,需要长期维持,并预防并发症。

短肠综合征患者若无合理的营养支持治疗,会逐渐出现营养不良,包括体重减轻、疲乏、肌萎缩、低蛋白血症、皮肤角化过度、肌肉痉挛、凝血功能差及骨痛等症状。由于胆盐吸收障碍,胆汁中胆盐浓度下降,加上肠激素分泌减少,使胆囊收缩变弱,易发生胆囊结石。钙、镁缺乏可使神经、肌肉兴奋性增强,发生手足搐搦,长期缺钙还可引起骨质疏松。由于草酸盐在肠道吸收增加,尿中草酸盐过多而易形成泌尿系统结石。长期营养不良可最终导致多器官功能衰竭。

四、治疗

根据病因及不同病程阶段采取相应治疗措施。因手术误行吻合造成的短肠状态需急诊再次手术改正吻合。肠切除术后短肠综合征急性期以肠外营养支持,维持水电解质和酸碱平衡为主,适应期以肠外营养与逐步增加肠内营养相结合,维持期使患者逐步过渡到肠内营养为主。

因短肠综合征早期治疗需大量补液,后期需长期肠外营养支持,应选择中心静脉补液。可采用隧道式锁骨下静脉穿刺置管、皮下埋藏植入注射盒的中心静脉置管或经外周静脉穿刺中心静脉置管(PICC)。据部分学者经验,隧道式锁骨下静脉穿刺置管的并发症发生率(尤其是感染率),明显小于另外两种置管,护理亦较方便,一般可保持 2～3 年不需换管。

(一)急性期治疗

应仔细记录 24 小时出入量,监测生命体征,定时复查血电解质、清蛋白、血糖、动脉血气分析,监测体重。术后 24～48 小时补充的液体应以生理盐水、葡萄糖溶液为主,亦可给予一定量氨基酸及水溶性维生素。原则上氮源的供给应从小量开始,逐步增加氨基酸输入量,使负氮平衡状态逐步得到纠正。每天补充6~8 L液体,电解质补充量随监测结果酌情调整。此期因肠道不能适应吸收面积骤然减少,患者可出现严重腹泻,大量体液丧失,高胃酸分泌,营养状况迅速恶化,易出现水电解质紊乱、感染和血糖波动。此阶段应以肠外营养支持为主,进食甚至饮水均可加重腹泻。由于多数短肠综合征患者需接受长期肠外营养支持,不合理肠外营养配方或反复中心静脉导管感染可在短时间内诱发肝功能损害,使肠外营养无法实施。因此在制订肠外营养配方时应避免过度使用高糖,因过量葡萄糖会转化为脂肪沉积在肝脏,长期会损害肝功能;选择具有护肝作用的氨基酸;脂肪乳剂使用量不宜过大,一般不超过总热量的 30%～40%,并采用中、长链脂肪乳;还应补充电解质、复合脂溶性维生素及水溶性维生素、微量元素等;所需热量和蛋白质要根据患者的实际情况进行个体化计算,热量主要由葡萄糖及脂肪提供。

由于长期肠外营养不仅费用昂贵,易出现并发症,而且不利于残留肠道的代偿,因此如有可能,即使在急性期也应尽早过渡到肠内营养和口服进食。研究表明,肠内营养实施得越早,越能促进肠功能代偿。但短肠综合征患者能否从肠外营养过渡到肠内营养主要取决于残留肠管的长度和代偿程度,过早进食只会加重腹泻、脱水和电解质紊乱,因此从肠外营养过渡到肠内营养时应十分谨慎。开始肠内营养时先以单纯的盐溶液或糖溶液尝试,逐步增量,随肠代偿的过程,逐步过渡到高蛋白、低脂、适量碳水化合物的少渣饮食,少食多餐,也可选用专用于短肠综合征患者的短肽型肠内营养制剂。

(二)肠康复治疗

急性期后期应进行肠康复治疗,即联合应用生长激素(重组人生长激素)、谷氨酰胺与膳食纤维。生长激素能促进肠黏膜细胞增殖,谷氨酰胺是肠黏膜细胞等生长迅速细胞的主要能量物质,而膳食纤维经肠内细菌酵解后,能产生乙酸、丙酸和丁酸等短链脂肪酸,丁酸不仅可提供能量,还能促进肠黏膜细胞生长。使用方法为重组人生长激素皮下注射[0.05 mg/(kg·d)],谷氨酰胺静脉滴注[0.6 g/(kg·d)],口服含膳食纤维素丰富的食物或营养液,持续3周或更长。

(三)防治感染

当患者持续发热,应及时行各项检查以排查感染原因并早期治疗。针对肠源性感染的可能性,无细菌培养和药敏试验结果时,经验性用药应选择覆盖厌氧菌和需氧菌的抗生素。

(四)控制腹泻

禁食及肠外营养可抑制胃肠道蠕动和分泌,延缓胃肠道排空,从而减轻腹泻。可酌情应用肠动力抑制药,如口服洛哌丁胺、阿片酊或小檗碱等。腹泻严重难以控制者,应用生长抑素或奥曲肽,可明显抑制胃肠道分泌,减轻腹泻。生长抑素首次剂量 300 μg 静脉注射,以后每小时 300 μg 静脉滴注;或奥曲肽首次剂量 50 μg 静脉注射,以后每小时 25 μg 静脉滴注,连用 3～5 天,腹泻次数明显减少后停用。

(五)抑制胃酸过多

术后胃酸分泌过多可应用质子泵抑制剂,目前抑酸效果最强的种类为埃索美拉唑,40 mg 静脉注射,每天 2 次。

五、预防

外科医师应认识到短肠综合征的严重性,在手术中尽量避免过多切除小肠,对于小肠缺血病变范围广的病例,不应草率决定大面积切除,而应经扩血管措施后观察小肠活力,或暂行肠外置术观察,尽量抢救和保留肠管。

第五节 小肠良性肿瘤

较为常见的小肠良性肿瘤包括平滑肌瘤、脂肪瘤、腺瘤、纤维瘤和血管瘤,而神经纤维瘤、黏液瘤与囊性淋巴管瘤则更为少见。据统计小肠良性肿瘤约占原发性小肠肿瘤的 18％～25％,占全部胃肠道肿瘤的 0.5％～1.0％。小肠良性肿瘤可见于任何年龄组,多见于 30～60 岁,男女比例在发病学上无意义。由于不同的小肠良性肿瘤在临床上并无特征性表现,故术前正确诊断极为困难。

一、病理

(一)平滑肌瘤

平滑肌瘤为小肠良性肿瘤中最常见的一种,可见于小肠的任何部位,但以空、回肠较为多见。肿瘤多为单发,瘤体圆形或椭圆形,多数在 8 cm 以下,超过 8 cm 多为恶性。根据瘤体与小肠间的关系可将小肠平滑肌瘤分为肠内型、壁间型、肠外型和混合型 4 种。瘤体一般质地韧性硬,但较大者可因变性与坏死而变软。部分病例可恶变。

(二)脂肪瘤

脂肪瘤位于小肠黏膜下,形成大小不一的单发或多发性肿瘤,切面与体表脂肪瘤无异,很少有恶变。

(三)血管瘤

血管瘤源于黏膜下血管,可分为海绵状血管瘤、毛细血管瘤和蔓状血管瘤,以前两种多见。因瘤体膨胀性生长易致肠黏膜溃疡、急性消化道出血与肠穿孔。

(四)纤维瘤

纤维瘤源于小肠壁组织中的纤维细胞,常与其他组织成分一同构成混合瘤,如腺纤维瘤、肌纤维瘤等,有恶变倾向。

(五)腺瘤

腺瘤源于黏膜或腺体上皮,外观呈息肉状,数毫米至数厘米不等,也有恶变之可能。

二、临床表现

小肠良性肿瘤早期症状不明显,偶因其他疾病手术时发现,也有部分患者因并发症就诊,术前正确诊断率仅20%左右。常见症状可归纳如下。

(一)腹部不适或腹痛

腹部不适或腹痛是最常见和最早期出现的症状,占63%。引起腹痛的原因多数为肠梗阻,也可因肿瘤的牵伸、瘤体坏死继发炎症、溃疡和穿孔。疼痛部位与肿瘤发生部位有关,但大多数位于脐周及右下腹。疼痛性质可为隐痛且进食后加重,呕吐或排便后减轻,也可为阵发性绞痛、胀痛等。

(二)肠梗阻

急性完全性或慢性进行性小肠梗阻是小肠良性肿瘤常见症状之一。肠梗阻的主要原因为肠套叠,占68%,少部分为肠扭转与肠腔狭窄。临床表现为机械性小肠梗阻,出现反复发作性剧烈绞痛、腹胀伴肠鸣音亢进等。部分患者可触及腹部包块。平滑肌瘤、脂肪瘤、腺瘤、纤维瘤等都可致肠梗阻。临床上若遇到无腹部手术史,反复发生肠梗阻且渐加重或成年人肠套叠患者时应考虑小肠肿瘤的可能。

(三)消化道出血

9%～25%的小肠肿瘤患者有消化道出血表现,多见于平滑肌瘤、腺瘤和血管瘤。大多数患者表现为间断性柏油便或血便,但发生于十二指肠的腺瘤和平滑肌瘤以及部分空、回肠肿瘤由于肠黏膜下层血管丰富,在炎症或瘤体活动过度牵拉基底时可发生消化道大出血,表现为呕血或大量血便,此时行常规胃镜或结肠镜检查不易发现病变所在。慢性失血的患者常被误诊为缺铁性贫血。

(四)腹部包块

腹部包块的发生率各家报道不一,在 30%～72%。包块可为肿瘤本身,也可为套叠之肠襻。包块多位于脐周和右下腹,移动度大、边界清楚、表面光滑、伴有或不伴有压痛。

(五)肠穿孔

肠穿孔多由肠平滑肌瘤所致,原因是肿瘤生长较大,瘤体中心缺血坏死,肠壁溃疡形成,最终引发肠穿孔。

三、诊断

除依据前述临床表现外,可根据病情和医院条件选用以下检查。

(一)非出血患者的检查

1.X 线检查

(1)腹部平片:可用于观察肠梗阻征象及有无膈下游离气体等。

(2)普通全消化道钡剂造影:可能发现的影像包括肠腔内充盈缺损与软组织阴影、某段肠腔狭窄伴其近侧扩张、肠壁溃疡性龛影(常见于肠平滑肌瘤)等,但实际上由于小肠较长,影像常因小肠迂曲重叠以及检查间隔期长而致效果不十分理想。

(3)气钡双重造影,可提高阳性发现率。

(4)低张十二指肠造影。

2.纤维内镜

(1)纤维胃、十二指肠镜:可直接观察十二指肠内病变,超声内镜更可显示出肿瘤的原发部位及侵犯肠壁的层次。

(2)小肠镜:理论上讲可观察小肠内病变,但实际上成功率较低。

(3)纤维结肠镜:可对小部分患者回肠末端的病变进行观察与活检。

3.其他影像学检查

对表现为腹部包块或疑有腹部包块的患者可根据情况选用 B 超、CT 或

MRI 等项检查,以确定包块的位置并估计其来源。

(二)出血患者的检查

1.除外胃和结、直肠出血

引起消化道出血的疾病多在消化道的两端,故遇消化道出血患者应先选用内镜法以排除之。急性消化道出血不是内镜检查的禁忌证,因此宜尽早进行以提高诊断符合率。

2.小肠气钡造影

经十二指肠内导管注入气体与钡剂进行气钡双重造影,其诊断率高于普通全消化道钡餐检查。

3.小肠镜与小肠钡灌联合检查

最近威里斯(Willis)等人采用推进式电子小肠镜结合小肠钡灌检查小肠出血原因,证明两者有明显互补作用,检出阳性患者占 57%。

4.选择性内脏血管造影

当出血速度大于 0.5 mL/min 时,外渗到肠腔内的造影剂可显示出出血部位及病变性质。对初次血管造影未能做出诊断而仍有出血的患者可于次日及出血停止后 4 周再行血管造影检查,可提高诊断率。有条件者可采用数字减影技术,据报道定性与定位率都很高。

5.同位素扫描

常用的有 ^{99m}Tc 硫化胶体和 ^{99m}Tc 标记红细胞。前者在静脉内迅速被肝脾清除,同时外渗到出血部位形成焦点。动物试验证明该法可发现出血速度 0.1 mL/min 的出血点。后者衰变比前者慢,限制了这一方法的应用,动物试验证明 30~60 mL 的血液外渗才能获得阳性结果。同位素扫描可反复使用。

6.术中内镜检查

术前全肠道灌洗,术中取截石位,内镜医师经肛门插入纤维结肠镜,外科医师引导前进,除个别肥胖患者,镜子很容易达到十二指肠,然后关闭室内照明,退镜观察出血部位。一般需 30 分钟即可完成检查,无并发症发生。

7.术中注射亚甲蓝显示病变

利用选择性动脉插管术中注射亚甲蓝可较好地显示病变的肠管。也可将 10 mL 亚甲蓝稀释液直接注射到供应可疑病变血管内,根据病变部位清除亚甲蓝较其他部位迅速地原理找出出血部位。

小肠出血定位诊断较难,常需联合几种方法反复检查,方能做出正确诊断。

四、治疗

小肠良性肿瘤可致肠套叠、肠穿孔、消化道出血等严重并发症,部分有恶变的可能,因此无论腹部手术中偶然发现还是患者就诊时发现都应手术治疗。根据病情可行小肠局部切除或小肠部分切除术。对发生在十二指肠乳头周围的腺瘤如无法行局部切除,也可行胰头十二指肠切除术。

参 考 文 献

[1] 马清涌.外科学[M].郑州:郑州大学出版社,2021.

[2] 郑树森.外科学[M].北京:中国医药科技出版社,2020.

[3] 袁晓兵.外科学[M].北京:中国医药科学技术出版社,2021.

[4] 许斌.外科学[M].上海:上海科学技术出版社,2020.

[5] 周茂松.现代临床外科学[M].西安:陕西科学技术出版社,2021.

[6] 刘龙,刘艳,刘国雄.外科学[M].昆明:云南科技出版社.2020.

[7] 刘玉银,乔嘉斌,孙鲁伟.普外科与影像诊断[M].长春:吉林科学技术出版
社,2019.

[8] 肖强,张晋,范慰隆.现代临床外科学[M].昆明:云南科技出版社,2020.

[9] 曹新福.普外科微创手术学[M].汕头:汕头大学出版社,2019.

[10] 李鹏.外科学[M].长春:吉林大学出版社,2020.

[11] 田崴.实用外科与麻醉[M].长春:吉林科学技术出版社,2020.

[12] 刘龙,刘艳,刘国雄.外科学[M].昆明:云南科技出版社,2020.

[13] 王文鹏.临床外科疾病诊治[M].北京:科学技术文献出版社,2019.

[14] 董立红.实用外科临床诊治精要[M].长春:吉林科学技术出版社,2019.

[15] 刘玉军.当代外科学新进展[M].长春:吉林科学技术出版社,2020.

[16] 李文东.现代临床外科学新进展[M].北京:金盾出版社,2020.

[17] 陈国强,孙增勤,苏树英.微创外科手术与麻醉[M].郑州:河南科学技术出
版社,2021.

[18] 闫荣业.现代临床外科学[M].天津:天津科学技术出版社,2020.

[19] 吴至久.实用外科疾病诊疗思维[M].北京:科学技术文献出版社,2019.

[20] 李龙广.临床外科疾病诊疗与护理[M].北京:科学技术文献出版社,2019.

[21] 孔雷.外科临床诊疗经验实践[M].汕头:汕头大学出版社,2019.

［22］苗蓓蓓,胡波.实用临床外科诊疗及护理［M］.汕头:汕头大学出版社,2019.

［23］钟才能.现代外科临床诊疗精要［M］.长春:吉林科学技术出版社,2019.

［24］钟波,刘坤.临床实用外科诊疗技术［M］.天津:天津科学技术出版社,2019.

［25］阎景铁,许桂东,胡屹峰.小儿外科疾病临床诊治［M］.长春:吉林科学技术出版社,2019.

［26］周辉,肖光辉,杨幸明.现代普通外科精要［M］.广州:广东世界图书出版有限公司,2021.

［27］李洋,任伟刚,李旋峰.新编实用外科学［M］.昆明:云南科技出版社,2020.

［28］赵天君.普外科临床诊断与治疗［M］.昆明:云南科技出版社,2019.

［29］韩飞.普外科常见病的诊疗［M］.南昌:江西科学技术出版社,2019.

［30］卢丙刚.外科疾病临床诊疗与麻醉［M］.北京:科学技术文献出版社,2020.

［31］安东均.普通外科实践辑略［M］.西安:陕西科学技术出版社,2019.

［32］赵炜煜.实用临床普通外科学［M］.哈尔滨:黑龙江科学技术出版社,2020.

［33］梁文勇.现代临床外科学［M］.长春:吉林大学出版社,2020.

［34］刘艳艳,张苗苗,杨忠现,等.超声引导下生理盐水灌肠治疗小儿急性肠套叠复位后短期复发的临床特征及超声影像表现［J］.海南医学,2022,33(1):71-74.

［35］刘云飞,谷野,胡艳兵,等.胎儿胎粪性肠梗阻合并肠套叠肠闭锁及肠扭转坏死致多处穿孔1例［J］.中国实验诊断学,2022,26(3):429-430.

［36］张雨.腹腔镜与开腹穿孔修补术治疗胃十二指肠溃疡急性穿孔患者的效果比较［J］.中国民康医学,2021,33(1):132-133,136.

［37］谢朝云,蒙桂鸾,熊芸,等.胃十二指肠溃疡急性穿孔患者手术部位感染相关因素分析［J］.西北国防医学杂志,2021,42(1):36-42.

［38］董备,黄文起,林光耀.MRI常规序列结合DWI在诊断直肠癌侧方淋巴结转移中的应用［J］.中国CT和MRI杂志,2022,20(1):171-172,188.

［39］王连忠,沈慧欣,段荣欣.腹腔镜修补术治疗急性胃十二指肠溃疡穿孔的疗效评价［J］.微创医学,2021,16(1):63-65,86.

［40］周宇翔,刘登辉,文佳冰,等.儿童复发性肠套叠的临床特点及危险因素分析:单中心回顾性研究［J］.临床小儿外科杂志,2022,21(7):653-657.